はじめに

多くの場合、私たちは目的を持って行動します。そして、その目的が明確であればあるほど、成果を得る確率は高まります。私が外部講師として特別講義（分担）をさせていただいている創価大学には「英知を磨くは何のため　君よ　それを忘るるな」と書かれた創立者の碑があります。「何のため」、これが曖昧になった時、人は意図しない方に進んでしまうのではないでしょうか？

2001年、私は健康保険組合専門の予防医療のコンサルティング会社を設立しました。幸運にも、当時、聖路加国際病院の理事長だった故日野原重明氏（以後、日野原氏と表記）を顧問に迎えることができました。そして、今日まで100万人を超える人たちの健康診断データと医療費データを解析し、「多くの人は、どうして予防できる病気になってしまうのか?」を考え続けてきました。

心臓の血管が詰まる虚血性心疾患になった数名の方にインタビューをした時のことです。その方々は大手企業にお勤めだったので、毎年1回、場合によっては春と秋の2回の健診を欠かさず受けていた人たちでした。虚血性心疾患は、加齢や生活習慣病の悪化に伴って固くなった心臓の血管が詰まる病気です。

中高年の男性に多く発生するのですが、健診結果からその危険性が推測できる病気でもあります。そこで私は、「毎年健診を受けているにもかかわらず、虚血性心疾患の発症のリスクは誰からも知らされなかったのですか?」と質問してみました。

すると、「戻ってきた健診結果には『高血圧』『高LDLコレステロール』『高血糖』『要精密/要再検/要治療』と書いてあったり、*(アスタリスク)が付いていた」と言った後で、「でも、まさか心臓の血管が詰まるとは思ってもいなかった。そうならそうとはっきり言ってくれればいいのに」と言うではありませんか。それで、「もし、そう言ったなら、心臓の血管が詰まらないように注意したと思いますか?」と尋ねると、「当たり前でしょう！　誰だって、生死の境をさまようようなあんな苦しい目に遭いたいとは思いませんよ」と全員が答えるではありませんか。

この時、私はこう思いました。人は年中行事のように健診を受けるが、①その結果が示すところの意味を正しくは知らない　②良くないとは思っているが、まさか自分の心臓の血管が詰まるとは思ってもいない（気づかない）。この二つが問題なのだと。

この日から私は、健診結果から虚血性心疾患の発症リスクが高いと推察された方々に、虚血性心疾患のことを正しく知っていただき、その病気になる確率が高いので、悪化しないための生活習慣を心がけるよう、具体的な指示をするようにしました。すると、多くの方は「ふと我に返る」がごとく、心臓の血管が詰まらないように注意して生活するようになったのです。

このようなことがあって、私は予防で重要なのは、今の健康状態を知るための健診と、それと同じ程度に、健診データから自分の今と未来の健康状態がより明確にイメージできること（認知）だと思うに至りました。

現代はインターネットが普及し、求めれば容易に情報が得られる時代です。それらの正しい情報に基づいて、自分の現状を正確に認知し、病気になりにくい行動を取るならば、予防可能な病気の多くは避けて通ることができる時代とも言えるでしょう。

「病気のことは全て医者任せ」という時代は終わりました。健康は自分のことです。正しい医療情報に基づいた自分の健康像と未来像を明確に持った上で、信頼できる医療従事者からのアドバイスをもらう、そんな時代になったのではないでしょうか？

「健康は全てではない。しかし、健康を失うと全てを失う」（西洋の諺）の言葉と共に、あなたの健康を心から願って、この本を贈りたいと思います。

2021年7月

鈴木誠二

目次

第2章

医学は確率。病気のパターンを知っておこう

……病気の人、健康な人の分かれ道

第3章

賢い病院のかかり方を身につける

……健康行動管理の知恵を教えます

第4章

心の健康と死生観について考える

……悔いのない人生をどう生きるか？

第5章 医療保険者と国民皆保険制度の在り方を考え直す

……その問題点と解決策

第1章

日本の予防医療の課題

……健康診断は、どう読むか？

病気には予防可能な病気と不可能な病気がある

私は２００１年からこの仕事をしていますが、大きな転機となったのは、２００５年に当時ブリヂストン健保の常務理事だった小林信氏と出会ったことでした。営業目的の訪問だったのですが、彼の考え方やデータ分析能力に圧倒され、私はコンサルタントを廃業しないといけないのではないかと思ったほどでした。極めつけは１１９に分類されている疾病を、考え方や生活習慣を変えることで予防できるものとできないものとに分けた一覧表でした。

私は大学院で7年間基礎医学を学び、その後、16年間テルモの研究所で医学研究に従事していましたが、現場の健診や医療費のデータから導き出した彼の結論には全く及ばないと感じたのです。

私は、プロのコンサルタントを自称していたのですが、見事に区分された予防可能な疾病一覧を目の前にして、「小林さん！ これ、私にくださいい！」と頭を下げていました。彼は医療の専門家でも何でもなく、必要に迫られ、予防できる病気は予防しようと行動していたに過ぎません。この出会いは私にとって本当に衝撃的で、それ以降の私の予防医学に対する考え方に大きな影響を与えました。

予防可能な疾病と不可能な疾病の区別は簡単にできそうですが、これを医学会でやろうとしたら、侃々諤々《かんかんがくがく》の議論が起こり、数年でも結論が出ないのではないかと思うほどです。しかし、彼の場合は一人で、しかも医学の細かいことは知らないので「自分の作った基準で区分するとこうなる」と、百の議論なしに区分表を作ることができたのです。これは、それ以降の私の会社の重要な基準となりました。

この基準は客観的なものではないので、専門家はさまざまなことを言うかもしれませんが、重要なことは、統一した基準で現場の実態を測定し、予防可能な人々の発症または重症化を抑えることです。いなご豆1個の重さを1カラットとしてダイヤモンドの価値を決めたようなものです。

予防可能な病気の区分表

		生活習慣起因性						予防
	◎可能性大　○可能性あり	運動	食事・栄養	アルコール	喫煙	メンタルストレス	その他	
疾病コード	**IX. 循環器系の疾患**							
901	高血圧性疾患	○	○		○			◎
902	虚血性心疾患	○	○		○			◎
903	その他の心疾患							／
904	くも膜下出血							○
905	脳内出血	○	○		○			◎
906	脳梗塞	○	○		○			◎
907	脳動脈硬化（症）	○	○		○			◎
908	その他の脳血管疾患							／
909	動脈硬化（症）	○	○		○			◎
910	痔核	○	○			○		◎
911	低血圧（症）							○
912	その他の循環器系の疾患							／
疾病コード	**X. 呼吸器系の疾患**							
1001	急性鼻咽頭炎［かぜ］<感冒>							○
1002	急性咽頭炎及び急性扁桃炎							○
1003	その他の急性上気道感染症						○	◎
1004	肺炎							○
1005	急性気管支炎及び急性細気管支炎							○
1006	アレルギー性鼻炎							○
1007	慢性副鼻腔炎							○

この基準は20年間で若干の修正はありましたが、いまだに使っています。当時の一覧表の一部は上の表に示した通りです。

この基準によって、私は「予防可能な疾病は扱うが、予防が難しい疾病は考えることさえしない」ようになり、自身の思考の時間と行動エネルギーを予防可能な疾患に集中できるようになりました。

現在は、この区分表と疾病別医療費総額とから優先順位をつけ、予防が成功したら大幅に医療費が抑制される疾病から順に予防支援を行うようにしています。ちなみに、これまで解析してきた結果をまとめると、予防可能で疾病別医療費総額が高いものは、①高血圧性疾患②糖尿病③脂質異常症の三大生活習慣病が上位に来ます。次いで三大生活習慣病が原因で進行する動脈硬化が悪化して起こる、脳・心臓・腎臓の血管が切れるか詰まるという脳卒中・心血管障害・腎不全（以上三つをまとめて「脳・心・腎関連疾患」と言います）が三大高額疾病になっていることがわかりました。そして、この三大生活習慣病や脳・心・腎関連疾患は、加齢と共に増加し、それは女性よりも男性に顕著に現れることもわかってきました。金属疲労やゴムの劣化のように、年数が経てば血管も傷んでくるのは容易に想像できると思いますが、そこに性差があるのは、女性には妊娠可能な時期に多く分泌されるエストロゲンという性ホルモンが血管を柔らかくしているからです。

したがって、閉経後は女性も男性に近い発症率になります。がんも同様です。私が扱うのは早期発見された場合、5年生存率が80％を超える胃がん・乳がん・大腸がんの三つです。これらのがん検診は料金も安価でシステムも安定しているので、40歳を過ぎたら、2年に一度はがん検診を行うことをお勧めします。

なぜ健診は必要なのか？
～人は健康も病気も選択する～

皆さんは、健康診断を毎年受けていますか？

日本では「労働安全衛生法第66条」に基づき、企業は労働者に対して、医師による健康診断を実施しなければならず、労働者はその健康診断を受けなければならないと定められています。したがって、企業の従業員のほとんどは健診を受診しています。

一方、従業員の家族や個人で仕事をしている方々には健診の義務がないので、健診率は著しく低くなるのが一般的です。では、健診は必要なのでしょうか？

答えは「Ｙｅｓ」です。

日本は「国民皆保険制」なので、日本国民であれば、何らかの健康保険に加入しなければなりません。病気になった時の医療費の負担を、お互いに出しあった保険料で支え合うためです。

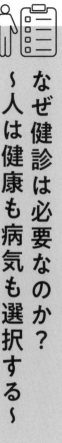

国民健康保険制度を管理する地方自治体の医療費分析をした時、比較的若い方の中に、高額な医療費がかかっている人たちを見つけました。本来、若い方々は病気になりにくいので、高額な医療費がかかっている方とそうでない方の違いがどこにあるのかを調べてみました。すると、ほとんどの自治体（国保）で、毎年健診を受ける方と、全く受けない・たまにしか受けない方とでは、平均の年間医科医療費に大きな差があることがわかりました。

ここからは私の想像なのですが、毎年健診を受ける方は、健康に対する関心が高いので、体調に異変を感じたら、すぐに医療に詳しい方に相談したり、病院を受診するのではないかと考えます。その結果、医療知識が増えると同時に、早期発見・早期治療につながって、医療費があまりかからないのではないでしょうか。

一方、健診をほとんど受けない方は、自身の健康が後回しになり、我慢できなくなるまで、病院には行かない方が多いのではないでしょうか。その結果、病気の発見も治療も遅れ、重症化してしまうと考えます。この傾向は、循環器系疾患やがんに顕著に見られます。

健診は、痛みもなく襲いかかってくる動脈硬化や歯周病といった「サイレントディジーズ（Silent Disease: 沈黙の病気）」を早期に発見する唯一の手段です。ある意味で、健診結果はあなたの生活習慣の「通信簿」なのです。変化の具合をしっかり見て、このままにするのか、改善するのかをパワフルに選択してほしいと思います。なぜなら、この選択こそ、あなたの「健康」と「病気」の選択に他ならないからです。

私は20年間、予防医療の仕事をしてきて、「人は、なぜ誰も望まない重症疾患になるのか？」を考え続けてきました。結論は、健診結果を軽くみて「サイレントディジーズ」が近づいていることを「知らなかった」「気づかなかった」からです。このような経緯から、私は、重症化を予測する『カラダつうしんぼ』を毎年対象者に送っています（次ページ参照）。

検査値推移

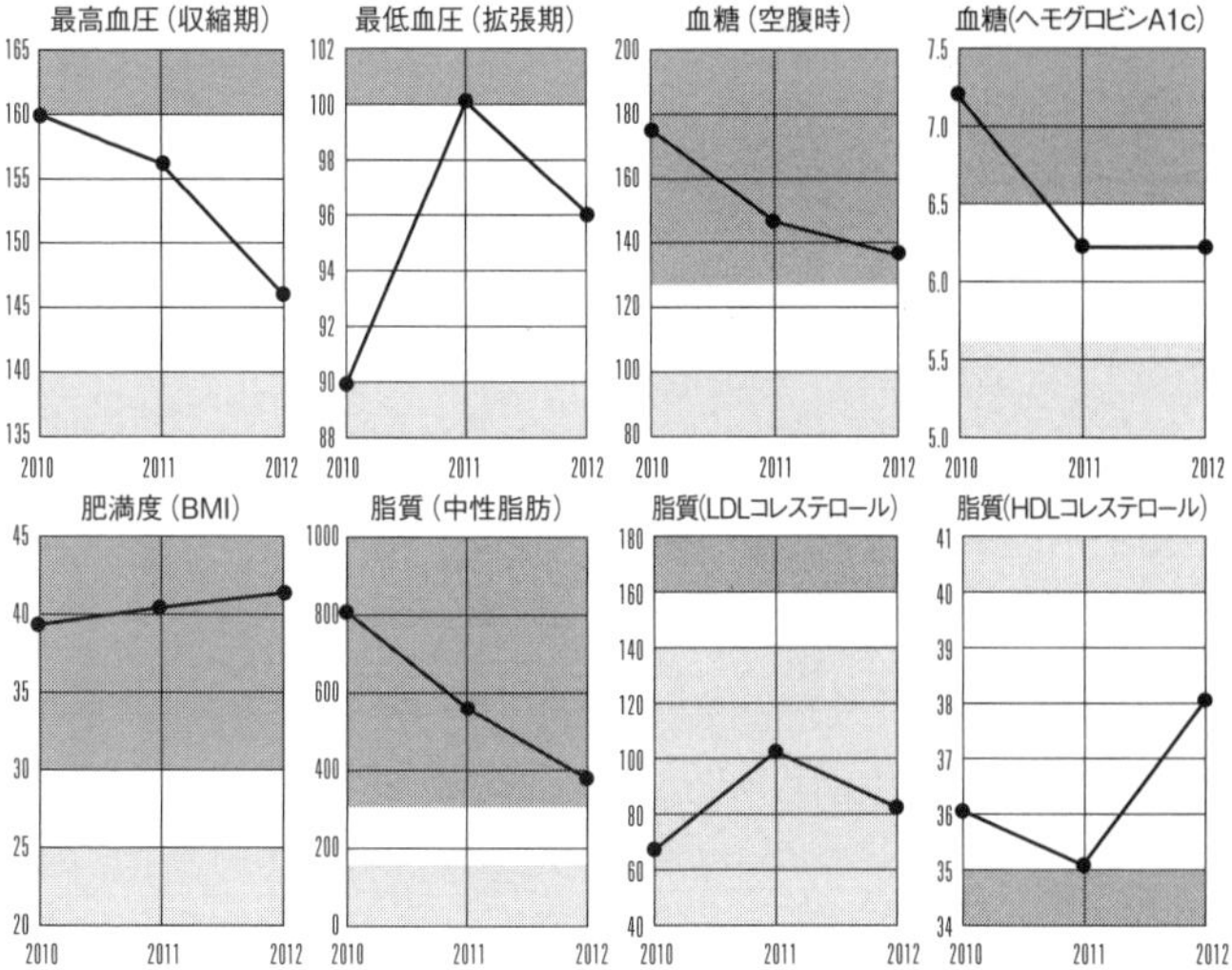

喫煙・飲酒の状況

	2008年	2009年	2010年	2011年	2012年
たばこ	No Data	No Data	なし	なし	なし
お酒	No Data	No Data	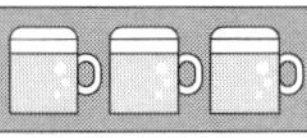		

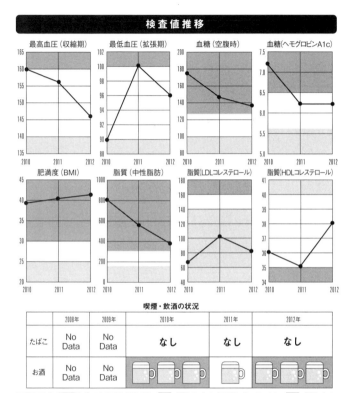

※グラフの点が　のゾーンにあると危険です。　・　のゾーンを目指しましょう。また、　・　ゾーンでも、経年で悪化していないか、変化にも注目して下さい。

年度	リスクポイント	基本情報		身体		肥満度		血圧		血中脂質			血糖		血中Cr	尿蛋白	服薬			既往歴			喫煙	飲酒	
		性別	年齢	身長	体重	BMI	腹囲	収縮期	拡張期	TG	HDL	LDL	BS	HbA1c			血圧	血糖	脂質	脳卒中	心臓病	腎不全		頻度	量（合）
2010	22	男	53	173.4	118.6	39.4	124	160	90	799	36	68	174	7.2	1.4	2+	有	有	有	無	有	無	無	毎日	<2~3
2011	21	男	54	173.8	121.6	40.3	126	156	100	555	35	101	146	6.2	1.6	2+	有	有	有	無	有	無	無	毎日	<1~2
2012	22	男	55	173.8	124.6	41.3	128	146	96	386	38	82	136	6.2	2	3+	有	有	有	無	有	無	無	毎日	<2~3

自分の健康状態を動的に見る『カラダつうしんぼ』

新型コロナウイルスの感染爆発によって一般市民が目にするようになったものの一つに、統計やマーケティング手法を用いて未来を予測する「感染予測グラフ」があります。トレンド分析とも呼ばれるこの手法は、それまでのパターンから将来起こり得る動向を推測するもので、売上予測や株価の予想などに使われています。

この手法は、健康状態の予測にも使えます。代表的なものでは、腎機能の指標として用いられるeGFR（推算糸球体濾過量）があります。それ以外にも体重が減少すると血圧やHbA1cも連動して低下することが知られていますので、これを使って、未来の健康状態を予想するのです。

私の会社では、生活習慣病に関わる複数の健診結果を点数化し、リスクポイントという一種類の数字をもって、生活習慣病の危険度を比べる方法を取っています。

中性脂肪の推移

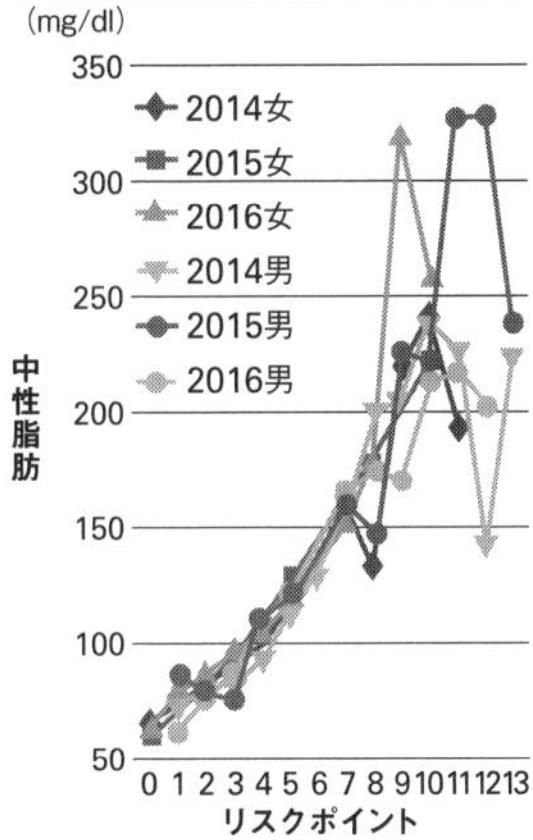

HbA1cの推移

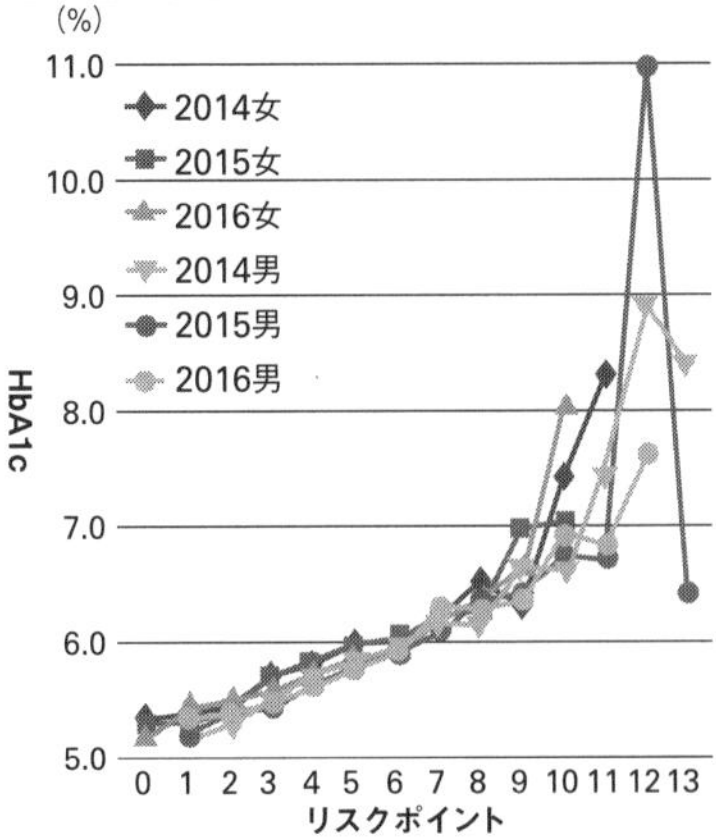

一つの数字で見る最大のメリットはリスクの高い順に並べることができるので、迷わず値の高い方から支援することができることです。幸運なことに、リスクポイントと生活習慣病関連疾患の医療費は正の相関関係にあることもわかり、リスクポイントを1下げたらどの程度の医療費が抑制できるのかも推定でき、それが一つの励みにもなっています。

以下にリスクポイントの基準表とそれを使った『カラダつうしんぼ』の見本を載せておきますので、健保の方の参考になれば幸いです。

リスクポイントと血圧との関係（男性）

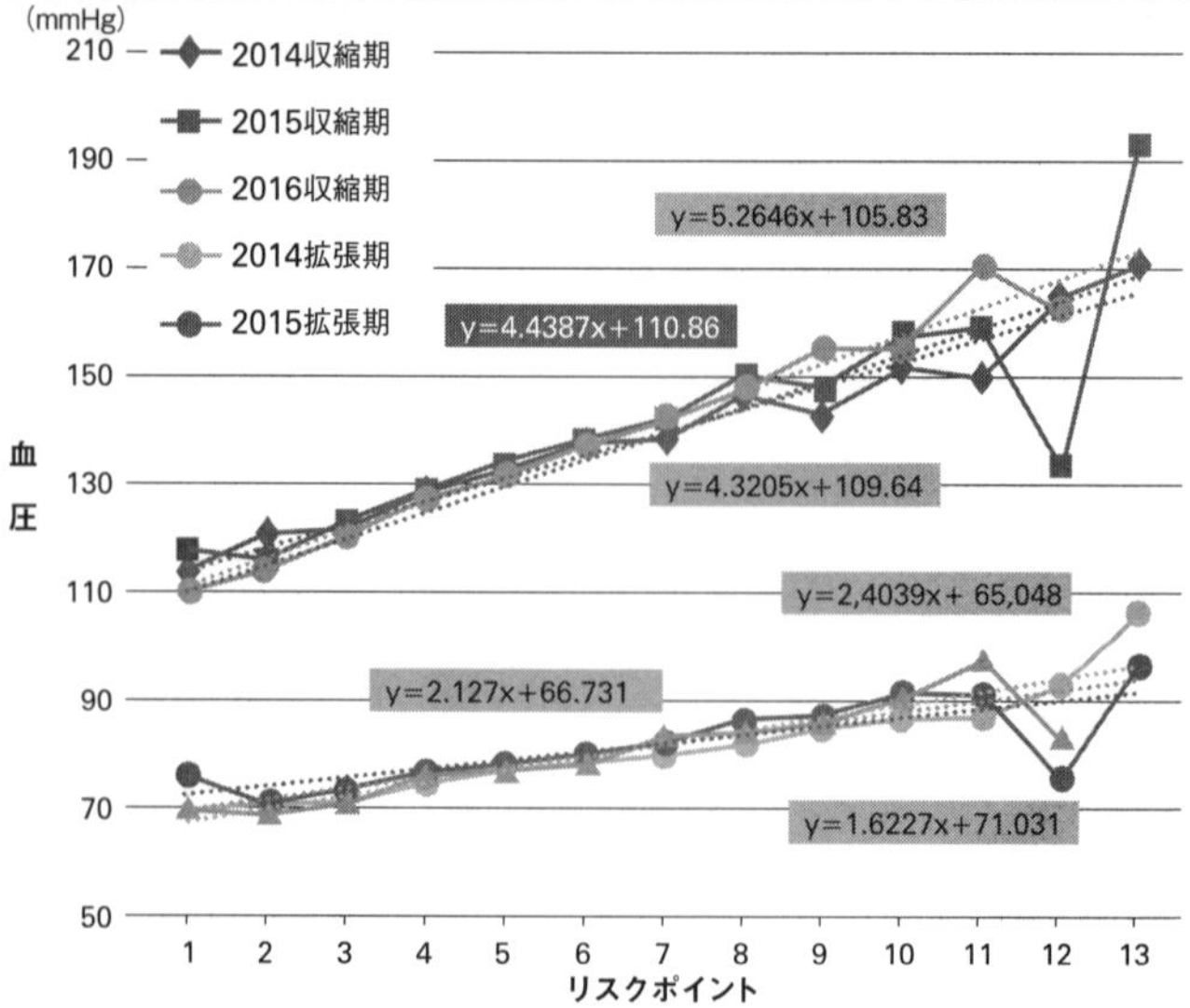

リスクポイントが高まると生活習慣病関連医療費も高くなる!

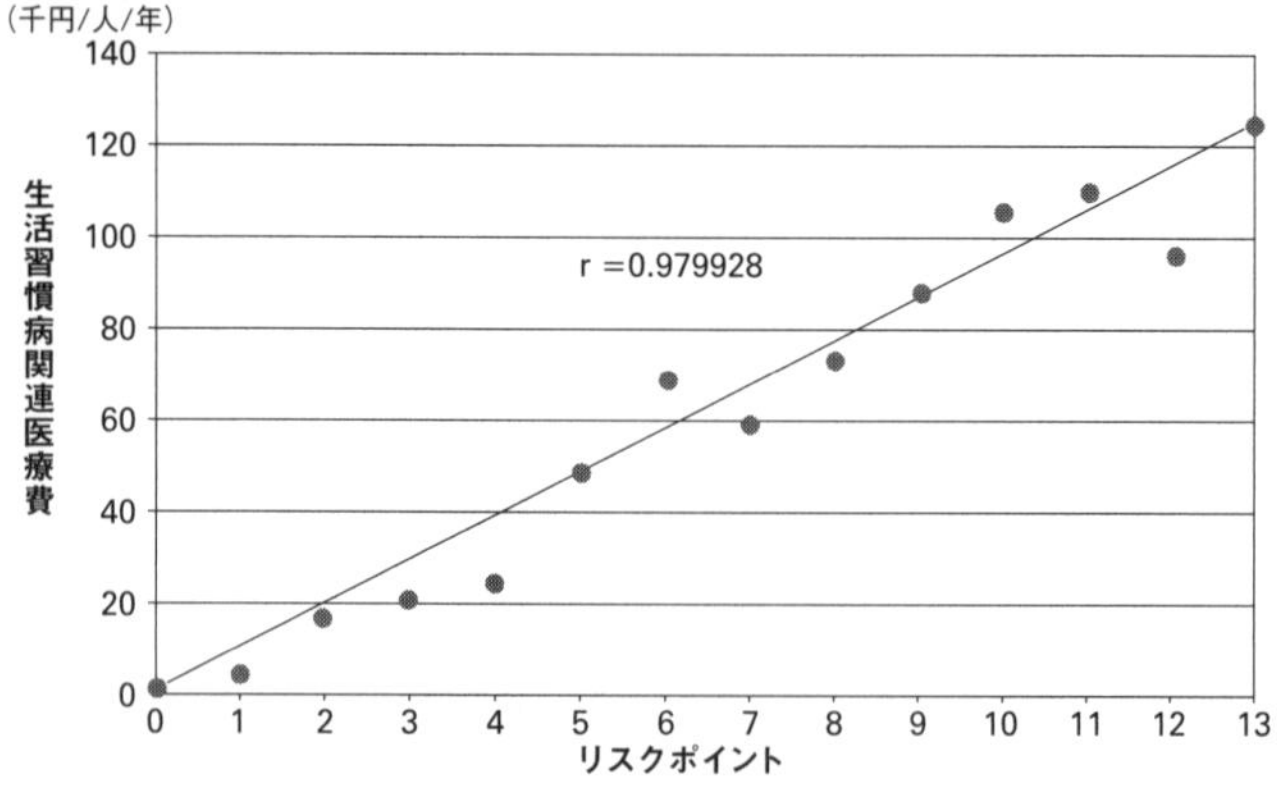

リスクポイントの基準

	項目	単位	リスク値 0	リスク値 1	リスク値 2
1	性別		女性	男性	
2	年齢(前期高齢者)	歳	男性<45 または 女性<55	45≦男性<65 または 55≦女性<65	65≦年齢
3	肥満度	cm	BMI<25 かつ 腹囲<男性:85/女性:90	25≦BMI<30 または 男性:85/女性:90≦腹囲	30≦BMI
4	血圧	mmHg	収縮期<140 かつ 拡張期<90	140≦収縮期<160 または90≦拡張期<100	160≦収縮期 または 100≦拡張期
5	血糖値	mg/dl	BS<100 かつ HbA1c<5.6	100≦BS または 5.6≦HbA1c	126≦BS または 6.5≦HbA1c
6	脂質(HDL-C/TG)	mg/dl	TG<150 かつ 40≦HDL	150≦TG<300 または 35≦HDL<40	300≦TG または HDL<35
7	LDL-C	mg/dl	LDL<140	140≦LDL<160	160≦LDL
8	腎機能	mg/dl	尿蛋白-または血中Cr 男性:Cr<1.0 女性:Cr<0.8	尿蛋白±または血中Cr1.0≦ 男性<2.0 0.8≦女性<1.4	尿蛋白+~3+ または 血中Cr 男性:2.0≦Cr 女性:1.4≦Cr
9	服薬)血圧		服薬なし	服薬あり	服薬あり かつ[140≦収縮期または 90≦拡張期]
10	服薬)糖質		服薬なし	服薬あり	服薬あり かつ[100≦BSまたは 5.6≦HbA1c]
11	服薬)コレステロール		服薬なし	服薬あり	服薬あり かつ[150≦TG または HDL<40 または140≦LDL]
12	既往歴)脳卒中				既往歴がある
13	既往歴)心臓病				既往歴がある
14	既往歴)透析				既往歴がある
15	喫煙		吸わない	吸う	
16	飲酒			毎日2合以上の飲酒	

①日本心臓財団 日本循環器学会(2006年改訂版)を参考に作成された虚血性心疾患の一次予防ガイドライン
②日本肥満学会　肥満の判定基準2000
③日本高血圧学会 高血圧治療ガイドライン2009
④日本糖尿病学会 糖尿病治療マニュアル2009
⑤メタボリックシンドローム診断基準検討委員会 メタボリックシンドロームの診断基準2005
⑥日本動脈硬化学会 動脈硬化性疾患診療ガイドライン2007
⑦老人保健法による健康診査マニュアル
⑧日本腎臓学会 CKD診療ガイド 2007 GFR値早見表
●リスクポイントは上記の基準と(株)ウェル・ビーイングがこれまでに解析した約70万人のレセプトおよび健診データの相関性から、川崎幸病院副院長 沢丞医師(糖尿病専門医)監修の下に作成。

パニックデータと極異常値の基準

選択条件	リスクP	収縮期血圧	拡張期血圧	空腹時血糖	HbA1c	TG	LDL-C	尿蛋白	尿糖	e-GFR	10年内脳卒中発症確率
パニックデータ		200≦	120≦	250≦	8.4≦					<15	
極異常値(0.5%以内)	13≦	180≦	110≦	200≦	7.4≦	500≦	240≦	2+≦	2+≦	15-29	20

あなたの『カラダつうしんぼ』の点数は？

先にも述べましたが、私の会社では予防可能な病気は予防できるように支援しますが、予防が難しい病気は考えることさえもしません。理由は、予防にはお金がかかるので、日本の医療経済を考えるなら、費用対効果の高いものからやろうと決めたからです。その筆頭は、脳・心臓・腎臓の血管が切れるか詰まるという、脳・心・腎関連疾患の重症化予防です。

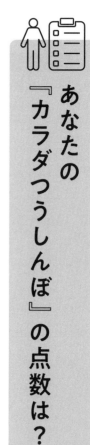

重度の生活習慣病の主な原因となる高血圧性疾患・糖尿病・脂質異常症の三大生活習慣病は、メタボリックシンドローム（通称メタボ）とも呼ばれ、それらの諸悪の根源は、過食と運動不足によって起こる「肥満」と考えられているのは、ご存じの通りです。

メタボリックシンドロームは名の通り「代謝疾患」であり、単に、太っている、血圧・血糖・中性脂肪の値が高いということではありません。ですから、血圧が異常に高くても、それだけで、脳・心・腎関連疾患が起こるわけではありません。逆に、肥満でもなく、血圧や血糖や中性脂肪の値がさほど高くなくても、脳・心・腎関連疾患の一つである虚血性心疾患を起こすケースもあります。

私たちは実際に脳・心・腎関連疾患を起こした人のデータを解析し、健診データと共に、性差／年齢／三大生活習慣病の服薬歴／脳・心・腎関連疾患の既往歴等、複数の項目の値や状況に点数をつけ、その合計点数が高い人ほど重度の生活習慣病を引き起こす可能性が高いという結論に至りました。

この考え方に基づいて計算し、作成したのが『カラダつうしんぼ』です。皆さんは「通信簿」と言えば何を連想するでしょうか？「兄弟と比べられるから嫌だった」という人や「上がると親が喜んだ」とか、さまざまな思い出があることでしょう。『カラダつうしんぼ』は皆さんの健診結果をコンピューターに入れ、５年間の健康度を「動き」として見ているのです。悪化する方向に動いている人には注意を促すために、手紙を添えてこの通信簿をお送りしています。

皆さんの体は声なき声を発していますので『カラダつうしんぼ』をもらった方は、そこに書かれているアドバイスは自分の体からの声だと真摯に受け止め、治療や予防に専念していただきたいとの思いで、今から10年前に作りました。

皆さんのクラスにはガリ勉じゃないのに成績がいいという人はいませんでしたか?私のクラスにも「あいつ、何であんなに出来るんだろう?」という人がいました。彼は大学院の1年の時からクイズを受けるように国家公務員I種(総合職)試験を受けて、毎年受かっていました。私は不思議に思って「いつ勉強してるの?」と聞くと「勉強はしていません。問題にはパターンがあるので、それさえわかれば誰でも受かりますよ」とドヤ顔で言うではありませんか。コノヤロー! と心の中では叫びましたが、確かに私もコツをつかんだ瞬間にバスケットボールのシュートが入るようになり、英語も聞きとれるようになりました。実は健康も同じなのです。

コツさえつかめば、好きなことをして、好きなものを食べても病気になりにくくな

「主治医相談」で治療方針が変わったAさんのデータ

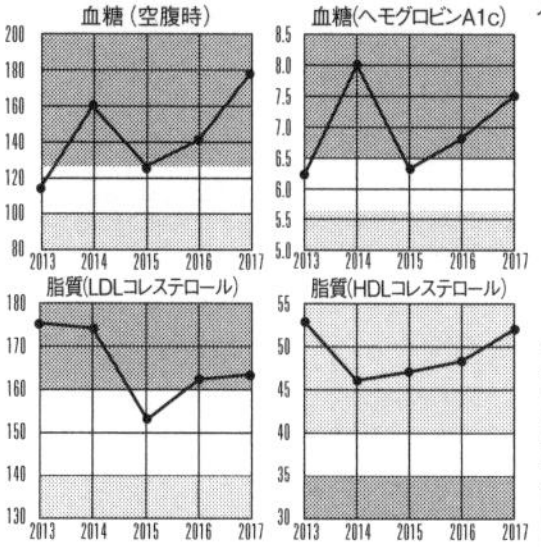

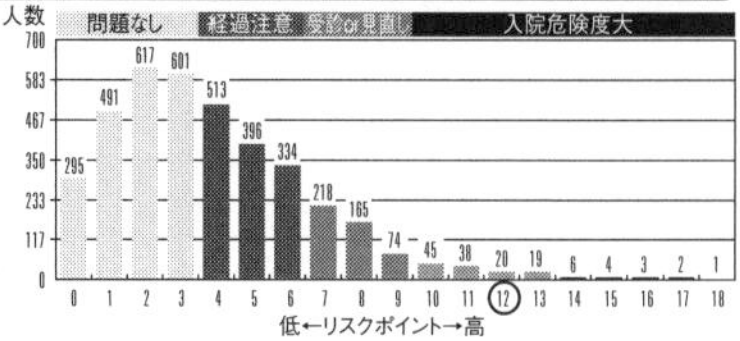

リスクポイント	推　奨　行　動
0〜3	今の生活習慣を今後も継続して下さい。
4〜6	経過に注意し、生活習慣の改善に取り組んで下さい。
7〜9	受診の必要があります。すでに治療中の方でも、主治医に相談して下さい。
10以上	今すぐ受診して下さい。すでに治療中の方でも、必ず主治医に相談して下さい。

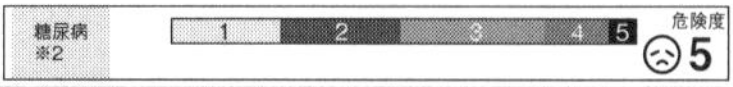

年度	リスクポイント	基本情報		身体		肥満度		血圧		血中脂質			血糖		血中Cr	尿蛋白	服薬			既往歴			喫煙	飲酒	
		性別	年齢	身長	体重	BMI	腹囲	収縮期	拡張期	TG	HDL	LDL	BS	HbA1c			血圧	血糖	脂質	脳卒中	心臓病	腎不全		頻度	量(合)
2013	8	男	49	168.7	74.6	26.2	87.7	140	100	107	53	175	114	6.2	0	−	無	無	無	無	無	無	無	殆ど	<1
2014	9	男	51	169.2	83.5	29.2	100	133	88	153	46	174	159	8		±	無	無	無	無	無	無	無	殆ど	<1
2015	9	男	52	168.8	80.3	28.2	93	124	87	152	47	153	125	6.3		±	無	有	無	無	無	無	無	殆ど	<1
2016	12	男	53	169.1	82.3	28.8	95	150	104	125	48	162	140	6.8		±	無	有	無	無	無	無	無	殆ど	<1
2017	12	男	54	169.4	81	28.2	93.2	133	99	113	52	163	177	7.5		1+	無	有	無	無	無	無	無	殆ど	<1

るのです。「本当に〜？」って疑っている人がいるかもしれませんが本当です。医者はこのコツをつかんでいるので極めて病気になりにくく、細菌やウイルスの存在を知らない開発途上国の人は、ボウフラが浮いていても溜めた雨水はきれいと思って飲むのです。皆さんはこの「好きなことをして、好きなものを食べても病気になりにくくなるコツ」を知りたいですか？『カラダつうしんぼ』が4や5（学校の通信簿とは逆です）で、病気になりやすいと考えられる成績の方は、この本からそのコツをしっかり学んでくださいね。

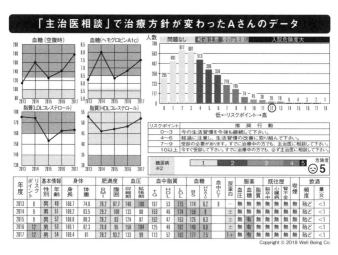

特定健診・保健指導は有効なのだろうか？

生活習慣病の増加に危機感を覚えた政府が、40～74歳までの国民を対象に２００８年から実施したのが「特定健診（正式には特定健康診査）・特定保健指導」いわゆる「メタボ健診」です。

このメタボ健診は、２０２５年に団塊の世代が75歳になり、国民の４人に１人が後期高齢者という超高齢社会にどう対処するかという「２０２５年問題」を見据えての対応でした。

その本気度は、この健診が法的にも賞罰（実施主体者となる医療保険者にインセンティブとペナルティーが科せられた）を伴う初めての「実質義務化」の健診と保健指導であることからもわかります。

そして、この施策の理論は「肥満に端を発する糖尿病・高血圧性疾患・脂質異常症の発症を、過食・運動不足・喫煙・飲酒といった生活習慣を改善することで抑制し、最終的には増加に歯止めがかからない医療費を団塊の世代が後期高齢者になる前に抑制傾向に持っていきたい」というものでした。

「メタボリックシンドローム」はメディアにも頻繁に取り上げられるようになり、２００６年の流行語大賞のトップ10に入るほど世の中に浸透しました。

２０２０年、京都大学の福間氏らの研究グループの疫学研究結果が『JAMA Internal Medicine 誌オンライン版』に掲載されました。その内容は「メタボ健診後の指導に心血管リスク軽減効果なし」というものでした。その2か月後の12月9日、ニュースで流れたのは菅総理大臣からの「特定保健指導の在り方を見直す」との発表でした。

特定保健指導の対象者は「肥満に端を発した代謝異常」が大前提になるので、「腹囲：男性85㎝以上、女性90㎝以上」が絶対条件となります。

33ページの図は２００６年に私たちが、「男性社員が多数を占める従業員数約３万人の企業のＢＭＩ25以上の肥満率と有所見率」を年齢別に見たものです。30歳を過ぎた頃から、その年齢における肥満率と有所見率はほぼ同じ傾きで増加しています。

医療費分析の結果からは、糖尿病・高血圧性疾患・脂質異常症の三大生活習慣病と、それが誘導する脳・心・腎関連疾患が主流を占めるのは明らかでしたので、「さもありなん」と思いました。しかし、40歳を過ぎたあたりから、肥満率と有所見率とは乖離し、肥満と有所見率とは必ずしも連動しないことがわかりました。「有所見」の中には生活習慣病以外も含まれるので、ある程度の乖離は理解できますが、それでも主流は圧倒的に生活習慣病関連疾患です。

私はこのグラフを見た時に、もしかしたら、生活習慣病関連疾患には肥満に端を発しないものが少なからずあるのではないかと考えました。その疑問はそれ以降も続きました。２０１４年に、同じような疑問を持つ加入者数約2万人の健保の常務理事から、「特定保健指導が本当に生活習慣の改善（行動変容）をもたらし、結果として生活習慣病関連疾患の医療費を抑制するのかどうかを確認してほしい」との依頼を受け

43歳頃から肥満とは無関係に生活習慣病が悪化する!

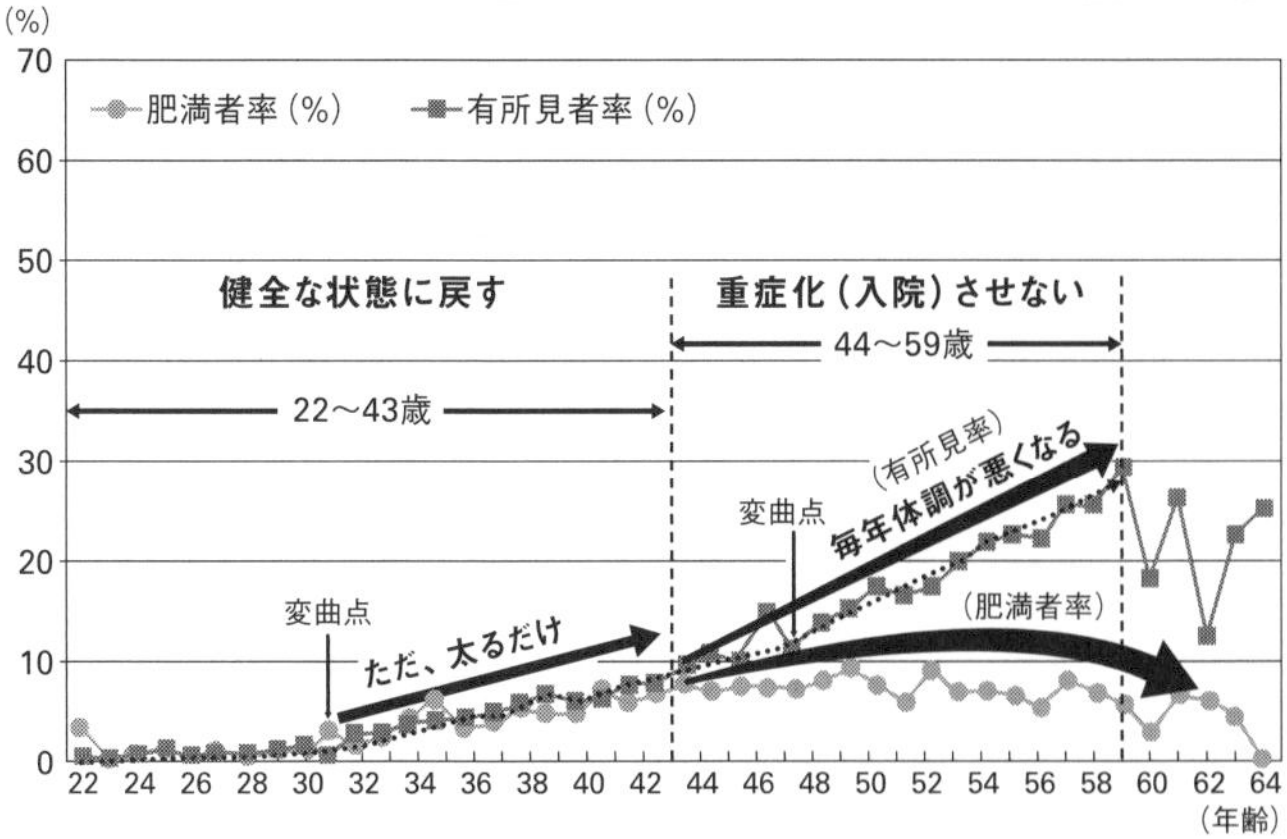

ました。

結果は「特定保健指導を受けた年の肥満は改善されるが、その際に得られた行動変容は習慣にまでは至らず、結果として、2年後、3年後には特定保健指導を受けなかった群との差がなくなり、医療費には全く差がつかなかった」というものでした。

これまで13年間続けてきた「特定健診・保健指導」ですが、私も見直しには賛成です。

Column

健診を毎年受けても予防はできない

「じゃあ、健診は意味がないのか？」とのお叱りの声が聞こえてきそうですが、そうではありません。私が言いたいのは、健診、特に高額な人間ドックなどを受けると、それだけで病気が予防できるような錯覚をする日本人が少なくないということです。その結果、日本中で「年中行事のような健診をして、そして病気になる」ということが起こっています。

その最大の理由は、健診が終わると「一件落着」と、それ以降は関わらない企業や健保組合が多いことによります。忙しさを理由に二次健診を受けない日本人も問題で、このことを米国の友人に話すと、「じゃあ、なぜ日本人は一次健診（検診）を受けるんだ」と、全く理解できないと言わんばかりの顔をされます。私もそう思います。

健診（検診）は車にたとえるなら「車検」と同じです。車を車検に出して「タイヤの空気圧が異常に低い」「ブレーキオイルがほとんどない」と言われたら、あなたはどうしますか？「急いでいるから後でやる」と、そのまま高速道路にのるでしょうか。確かに車は走りますが、いつタイヤがバーストし、ブレーキが利かなくなるかわからないロシアンルーレットを楽しみますか？リスクマネジメントの観点から言えば自殺行為です。

私は消防団員でもありますが、病気は火事に似ています。消火は火を消すことが目的ではなく、人命と財産を守ることが目的です。財産が守れるか否かは出火1分以内での初期消火が行えるかどうかで決まります。この発見と行動をセットで瞬時に行う「早期発見・早期対応」が、私たちが自分の命や財産を守る全てということです。

人には、「未来に対して良くないことは考えたくない」という心理（正常性バイアス）が働きます。そして、あなたが感じる違和感や健診の異常値はあなたの体からのSOSです。そのSOSに敏感になってくださいね。

第2章

医学は確率。病気のパターンを知っておこう

……病気の人、健康な人の分かれ道

「健康」とは何か？

私は44歳の時に、16年間勤めた会社を辞め、「Well Being」という予防医療のコンサルティング会社を設立しました。

きっかけは、国際学会で米国を訪れた際、日本の医師と米国のナースプラクティショナー（ＮＰ：医師と看護師の間に位置する上位看護職）との討論会を行ったことでした。話題が透析の医療費になった時、米国のＮＰが黙ってしまいました。「どうしたんだろう？」と彼女を見ていると、一言「クレージー！」。日本の透析医療費は米国の7倍も高かった（これを内外価格差といいます）からです。

「そのお金は誰が払うのですか？」「日本の医療は自由主義経済の中にはないんですか？」と、その後も彼女は信じられないといった口調でまくしたてました。

透析は高額な医療の一つで、１人年間約５００万円かかります。自己負担額は月

2万円です。差額は全て健康保険から支払うことになります。日本の透析医療は世界でもトップクラスです。人工透析によって20～30年延命する方も少なくありません。その結果、健康保険からの持ち出し額は20年間で1人約1億円となります。

敗戦後、日本は「国民の健康と老後の生活は国が守るので、心置きなく働いてください」と年金と国民皆保険という社会保障制度を作り、今日に至っています。しかし、少子高齢社会となった今の日本は、膨れあがった医療費が大きな問題となり、米国のNPが言った「そのお金は誰が払うのか？」を真剣に考えざるを得ない時代になったと感じます。

米国から帰国し、私は健康保険組合の実態を調べてみました。すると想像もしていなかった医療経済の崩壊の危機に気づき、「これは大変なことが起こっている」と直観しました。そして、自分の残りの人生を治療医学から予防医学に軸足を変えて生きようと決めました。脱サラして起業する際、社名をどうしようかと悩んでいると、ふと「健康とは何か？」という大命題に突き当たりました。すぐには答えられない自分に気づき、私たちはよくわからないまま「健康」という言葉を使っているのかもしれないと思いました。

そこで、ＷＨＯ（世界保健機関）の憲章を調べてみました。するとそこには以下のような明確な「健康の定義」がありました。「健康とは、病気でないとか、弱っていないということだけではなく、肉体的・精神的、そして社会的に良い状態にあるということ」とありました。「良い状態にある」は英語で「Well Being」とあったので、健康を最も端的に表す言葉「Well Being」を社名にしました。

電車に乗ると、家庭や職場で嫌なことがあったのだろうか？　と思うほど不機嫌な顔をしている人を見かけます。「今、良い状態ですか？」と声をかけたなら、「そんなわけねーだろう！」と返ってきそうなこの人は、ＷＨＯの健康の定義では「良い状態ではない＝健康ではない」となります。

一方、がんがあったとしても、治療がうまくいき、がんがどんどん小さくなっている患者さんに「今、良い状態ですか？」と尋ね「はい、とても良い状態です」と返答

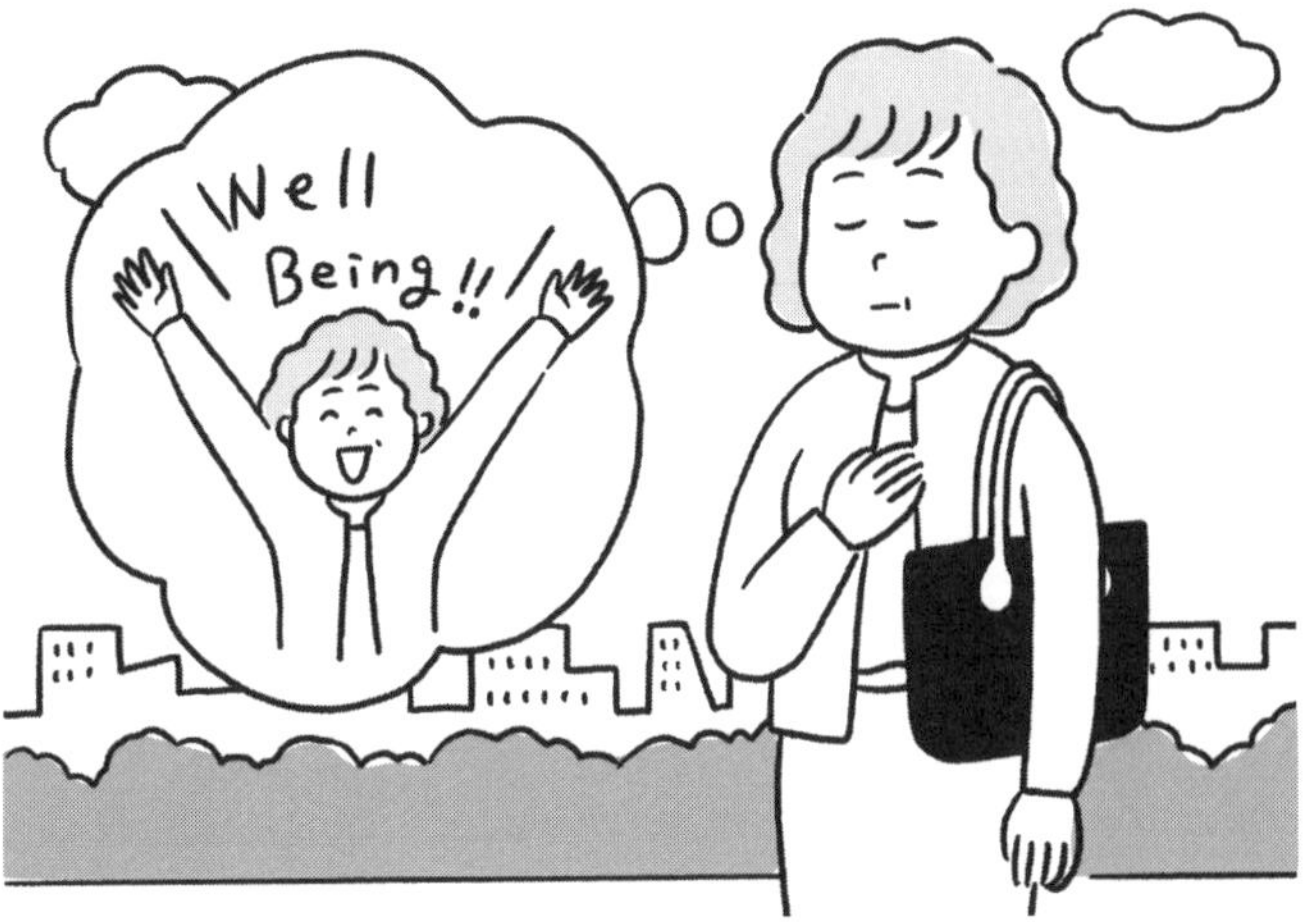

されたなら、そのがん患者は「良い状態である≒健康である」と言えるのではないでしょうか？

そう考えると、健康とは自分の胸に手を当てて「今、良い状態？」と自問した時、「うん、良い状態！」と誤魔化しのない返答ができた状態を言うのではないかと思うのです。

詩人の相田みつをは「しあわせは　いつも　じぶんのこころがきめる」と書き残していますが、私は、健康も自分の心が決めるということではないかと思っています。

医学は確率。
発症率を下げるための具体的方法

病気や健康は私たちの体の状態を指す言葉です。皆さんは、自分の体はどのようにできていると思っていますか？

私たちの体は、遺伝情報（設計図）に基づいて、機械のように正確に組み立てられ、機械のように正しく動いていると思っている人もいるのではないでしょうか？

私が大学院生だった頃、理系の学生の間でよく読まれていた本があります。パスツール研究所の所長を務め、１９６５年にノーベル生理学医学賞を受賞したジャック・モノーが書いた『偶然と必然』（みすず書房）という本です。彼は生物学者なのですが、テーマが「生命とは何か？」という深遠なものであるために、極めて哲学的な本でもあります。

その一部を要約すると、「生物の多様な反応は、タンパク質の立体構造が「非共有結合（大きなエネルギーを必要としないので簡単に離れる）」というゆるやかな立体的特異性を維持することで起こり、その反応が繰り返され次世代へと受け継がれるのは、ＤＮＡ（遺伝子）の「共有結合（大きなエネルギーを必要とするので簡単に離れない）」によって厳密に、かつ機械的に行われるからである。しかし、生物学は物理学の上に成り立っているので、熱力学の第二法則に従い、いっさいの擾乱（秩序をかき乱すこと）と偶発事から免れることができない。その擾乱はＤＮＡに偶発的変化をもたらすが、その変化（間違い）は正確に繰り返され、間違いを起こさせる頻度をさらに高めることになる。多細胞生物の老化と死は、部分的にはこのような間違いの蓄積ということで説明できる」といった内容です。

少し難しい話になってしまいましたが、要は「私たちの体は、ちゃんとできているようで、いい加減なところがあり、そのいい加減さは歳をとるほど確実（正確）に大きくなっていく」ということです。病気と死はその過程にあり、私たちができることは、ゼロにはできないその確率を可能な限り小さくするということです。

たとえば、虚血性心疾患は50歳以上の男性に多く見られますが、日本循環器学会のガイドラインには、肥満・高血圧・高血糖・高脂血症のいずれか一つがあっても健常者の5倍の発症率になります。それが二つになると9・7倍、三つになると31倍にもなります。

性や年齢は変えることができませんが、体重を減らし、運動・食事・薬の服用によって血圧・血糖値・中性脂肪やコレステロールを下げることは可能です。予防可能な病気の発症や重症化の予防はこれ以外にありません。それでも、いい加減にできている人間の体なので「絶対大丈夫」はありません。

したがって、「自分でできることをした上で天命を待つ」という在り方がよいのではないかと私は思います。運動・食事・薬の服用は子どもでもできることです。こう考えると、やった人はやった分だけ、やらなかった人もやらなかった分だけ、虚血性心疾患の発症確率を自ら選択しているとも言えます。

食道がんのリスクはもっと顕著です。お酒に弱い人がいますが、これはアルコール

食道がんリスク

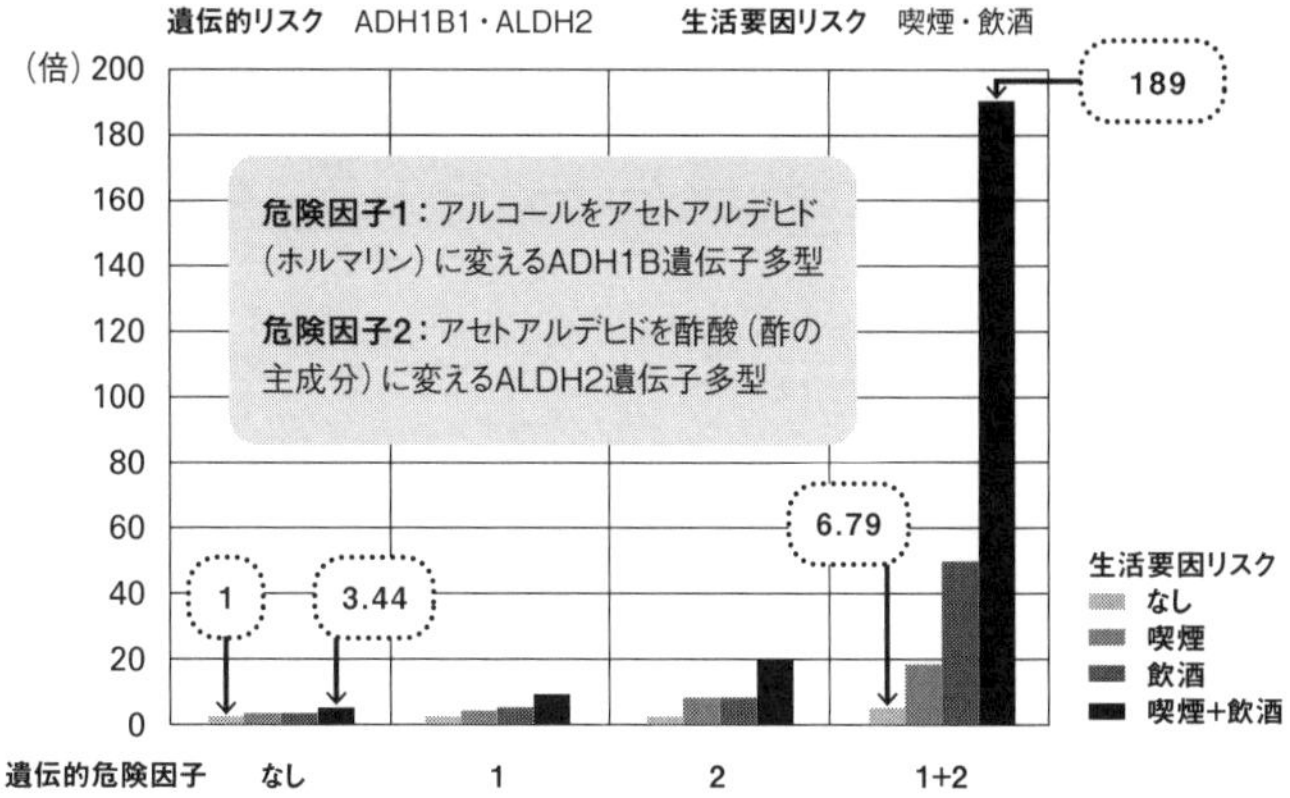

を分解する酵素ADHやアルコールの代謝物であるアセトアルデヒドを分解する酵素ALDH2の働きが弱いからです。

この両方の酵素の働きの悪い人が食道がんになる確率は、通常の人の6・79倍ですが、その人がタバコを吸い、お酒も飲んでいると、食道がんの発症確率は189倍に跳ね上がります（上図を参照）。

理由は明確で、発がん性の高いアセトアルデヒドの分解酵素が食道にはほとんどないことが知られていて、代謝されないアセトアルデヒドが集中的に食道の上皮細胞を攻撃するからです。

生活習慣病が減らない理由

20年間、健康保険組合の加入者１００万人以上の方々の健診データや医療費の分析を行ってきて気づいたことがあります。それは、予防可能な病気で圧倒的に医療費がかかるのは生活習慣病であるということです。したがって、国が高齢者の増加を見越して生活習慣病の予防に取り組んできたのは当然のことと言えるでしょう。

ＮＨＫをはじめ、多くのテレビ局が健康番組や生活習慣病を取り上げた結果、２００６年の流行語大賞の3位に「メタボリックシンドローム」が入ったのはその証左と言えるかもしれません。

しかし、国が生活習慣病の予防に取り組み始めたのは、最近のことではないのです。「生活習慣病」は日野原氏が命名したと言われていますが、それ以前は「成人病」でした。成人病の治療や予防の研究を目的とした成人病学会は、今から50年も前に発足しています。また、国は、生活習慣病の予防に特化した政策を１９８８年から「ゴールドプラン」→「ニューゴールドプラン」→「ゴールドプラン21」と継続して推進してきましたが、一向に成果が得られない状態が続いています。

生活習慣病の予防があまりにもうまくいかないので、国は健康保険組合に対して法的強制力を持たせた「特定健診（通称メタボ健診）・特定保健指導」を２００８年から実施しています。しかしこれも、開始から10年以上経っているのですが、京都大学の研究グループにより、「メタボ健診後の特定保健指導には心血管リスクを軽減する効果はない」との報告が２０２０年の『JAMA Internal Medicine』に発表されるという状況です。

日本人の死亡原因の約６割を占める生活習慣病の予防は、なぜうまくいかないのでしょうか？　これは「認知バイアス」がかかっているからだと私は思います。「認知バイアス」とは、認知心理学や社会心理学でよく使われる言葉ですが、その人の経験・願望・誤解・無知などが作る無意識の圧力によって現実や真実が歪められる現象を言います。

具体例を挙げましょう。私は１００名ほどの講演会で、健康な人たちに向かい「この中に自分はがんになると思っている方はいますか？」と質問します。すると、手を挙げるのは多くて２〜３人です。しかし、日本人のがんの罹患率は２人に１人の割合ですので、参加者が正しく認識していれば50名が手を挙げるはずです。

日本人の２人に１人ががんになることを知っているのに、なぜ、「私はがんにならない」と思うのでしょう？　それは、その方が、①これまでがんになったことがない②その兆候も感じられない③がんになった自分を考えたくない④２人に１人の確率を正しく認識していない、からです。

「サイレントディジーズ」と呼ばれる生活習慣病も同じです。値が悪くても「何ともない」「忙しくてそれどころじゃない」「うちは代々長生きの家系」と、正しい認知ができていないのです。その証拠に、実際に虚血性心疾患を発症した方々にインタビューすると「どうして、言ってくれなかったのか」「わかっていたら、注意したの

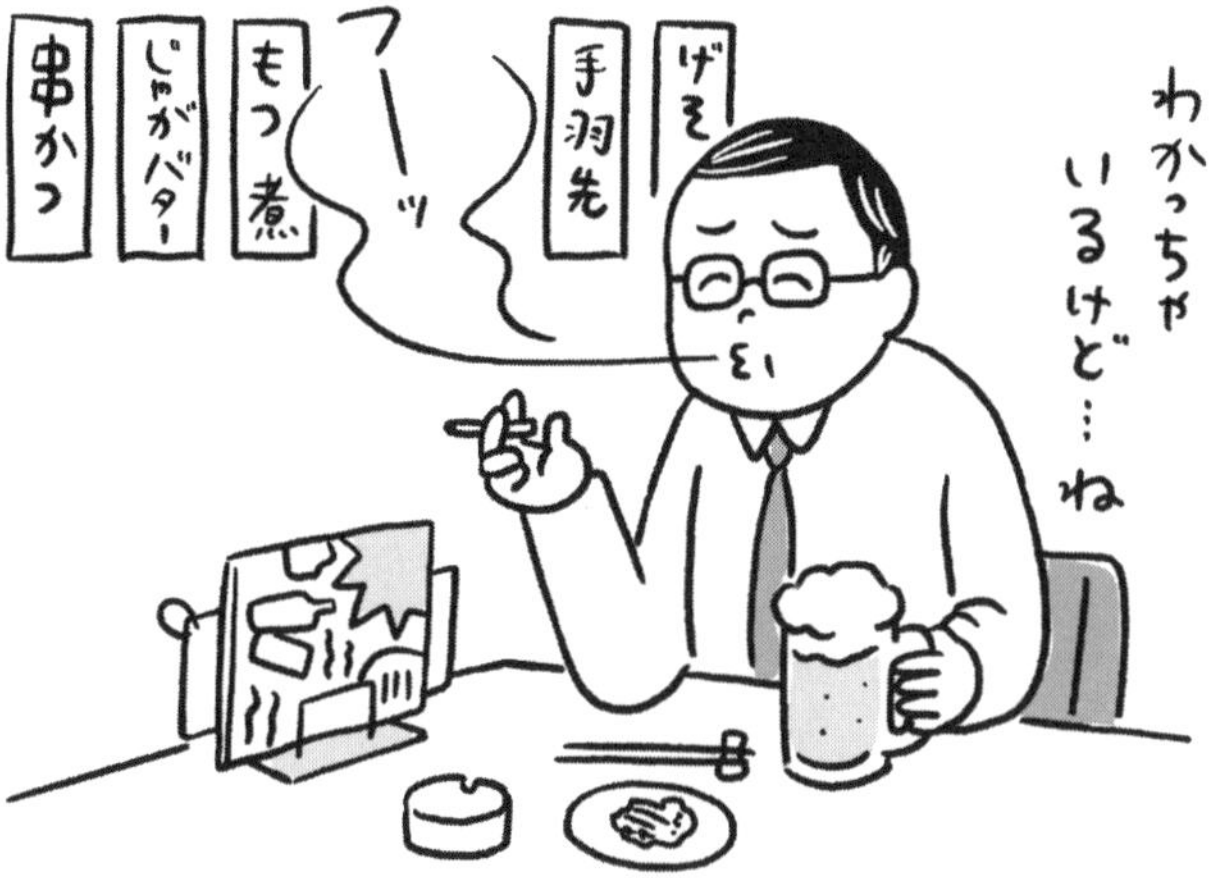

に」とほとんどの方が言います。

私は「生活習慣病」は「わかっちゃいるけどやめられない病」であり「認めたくもない病」だと思います。そして、そう思っている（認知している）うちは適切な健康行動も取れないので、減らないのだと思います。ではどうするか？　これは、「医学」の問題ではなく、「認知」の問題なので、これまで予防医療の中心を担ってきた医療従事者から認知心理学者や社会心理学者に「ピッチャー交代！」と告げるべきだと考えています。

どんな病気に注意をすればよいのか？

加齢に伴って増えてくる病気は、がんと動脈硬化性疾患と認知症やうつ病などの精神疾患であることがわかってきました。ここでは、その予防法や対処法をお話しします。

1．がん対策

私たちの遺伝子にはがん遺伝子と呼ばれるものがあり、がん細胞は1日に5000個くらい作られると言われています。大量生産する工場では一定の確率で不良品が出るのと一緒です。しかし、免疫が正常に機能していれば、ほとんどのがん細胞は駆逐されるので、まずはストレスをためないで生きることが大事です（ストレスによって免疫力は低下する）。

次に、いつもと違う症状に敏感になることです。「チョッと変だな？」「何か不安だ」

と感じたら、医療の専門家にアドバイスをもらうのが一番です。

がんにはさまざまな種類があり、簡単に完治するがんもあれば、いまだに治せないがんもあります。しかし、明確に言えることは、発見が早い場合は遅い場合に比べて、圧倒的に完治する確率が高いということです。特に、乳がん・胃がん・大腸がん・子宮がん等は、早期発見されると80～90％以上が治るがんであることがわかってきました。したがって、60歳を過ぎたら自覚症状に敏感になると共に、先の四つのがんの検診は、少なくとも2～3年に1回は受けることをお勧めします。

2．動脈硬化対策

動脈硬化で問題になるのは、脳・心臓・腎臓の血管が切れるか詰まることです。血管は、加齢と共に固くなりますが、そのスピードは高血糖・高血圧・高脂血症や喫煙・ストレスによって加速されます。まずは、悪しき生活習慣を改善することが第一です。次に、その血管の状態に応じた穏やかな生活をする（激しい運動やストレス、寒暖の差を避ける）ことです。

動脈硬化を促進するのは「糖化と酸化」です。糖化（血管の壁を作っているタンパク質に糖が結合すること）は食後高血糖によって起こりますので、糖の上昇が起こりにくい食事や食べ方を意識して行うことです。たとえば、野菜を最初に食べることや、食事に時間をかける、腹八分目で箸を置くといったことです。

酸化は活性酸素がさまざまな物質に結合する（ものが燃えるのと同じです）ことです。特に脂質（不飽和脂肪酸）には結合しやすく、動脈硬化の直接の原因となる「過酸化脂質」となり、アテローム性の動脈硬化を引き起こしたりします。古い油を使ったり、酸敗臭のある食品を食べないことは当然として、抗酸化活性の高いビタミンA・C・Eやポリフェノールやアルカロイドを多く含む食品（鮮やかな色をした食品やすぐに変色する食品等に多く含まれます）を摂取するように心がけることが重要です。

3. 老人性うつや認知症対策

認知症や老人性うつの原因はさまざまですが、五感から入る刺激の低下は原因の一つです。特に男性は、定年後は社会からの刺激が極端に減少するので要注意です。

骨粗鬆症の女性が転倒による骨折から寝たきりになったりすると、一気に認知症が進む例もあります。いずれにしても、「自分はもう終わった人間だ」と活動も思考も低回転するあたりから、脳や神経の活動も衰えてくることを認識していただきたいものです。

女性は加齢に伴って骨盤底筋の筋力の衰えにより、くしゃみや咳などで腹圧が高くなると「腹圧性尿失禁」、いわゆる尿漏れを起こすことが多くなります。「お漏らしはいけないこと」と子どもの頃に刷り込まれた罪悪感と、これまで築いてきたプライドが給水行為を抑えさせ、たびたび起こる尿失禁の記憶を無意識のうちに消そうとします。これが女性の脱水症状を助長したり、認知症を促進していると考えられます。

この出発点は「失禁するのは悪いこと」という、子どもの頃に周囲の大人の言動によって形成された観念です。もう大人なのですから、このような観念から自身を解放し、「人間の生理とはそういうものだ」と割り切ってはいかがでしょうか。

正常性バイアスと健康意識の沈降

「値が高い」と言われる以外に何の自覚症状もない生活習慣病は「サイレントディジーズ」と言われます。なぜ痛みがないのか？　それは、高血圧や代謝異常が原因となって血管が硬化すると、最終的には一瞬に脳や心臓や腎臓の血管が詰まったり切れたりして重篤な状態になるのですが、それまで（場合によっては起こってからも）神経を刺激しないからです。

固い金属でさえ、長期間使っていれば内部に「金属疲労」が溜まり、それが原因で割れてしまったりします。ましてや休むことなく血液が流れている血管が傷まないわけがありません。日野原氏が師と仰いだウィリアム・オスラーは「人は血管と共に老いる」という有名な言葉を残しています。人の血管をつなげると、約10万㎞になり、地球を2周半回る長さに匹敵するそうです。そして、この血管は心臓から押し出された血液の圧力やそこに含まれる糖・活性酸素・生理活性物質によって、一様に傷んでくるのです。血管の一部であれば、人工血管や他の部位からの移植によって補うことができるのですが、体全体となるとお手上げです。このことからも「人は血管と共に老いる」はその通りだと思うのです。

前にも述べましたが、私の会社では、①予防が可能な病気を予防する②予防可能な病気のうち、発症したら医療費が多くかかるものから手を付ける、をモットーにコンサルティングを行っています。そして現在、「高血圧性疾患・糖尿病・脂質異常症の三大生活習慣病と、それによって起こる動脈硬化性の脳卒中・虚血性心疾患・腎不全」を徹底して予防するスタイルにたどり着きました。

動脈は加齢に伴って硬化します。これは自然な現象なので、医学を駆使しても止めることはできません。しかし、生活習慣の乱れが原因で不自然に加速する動脈硬化の進展は、医学や認知行動科学（人の言葉の受け止め方とそれに連動した行動とを総合的に研究する学問）によって自然なものに戻すことは可能です。

日野原氏と高齢者の健康管理の話になった際、彼は「高齢者の高血圧や高血糖はある意味で自然な現象です。いくら薬を飲んだとしても20歳の人のような値には戻りません。血圧や血糖値が高くなったのなら、血管も固くなっているのだと想像し、それ以上に血管を傷めないように穏やかに生きることです。血圧も血糖値もコレステロールも高かった、そして、90歳を過ぎ、その方の定命が来て老衰で亡くなったのであれば、何か問題でしょうか？」と話してくれました。その時、私はハッとしたのを覚えています。

多くの人は、老いて固くなった血管に対し、「それ以上傷めないように穏やかに生きる」と思いを馳せることができないのかもしれません。

これは、①痛みがない②今まで問題なく生きてきたという事実から、健診の値が高いことは知っていても、「血管が固くなって、このままの生活を続けると血管が詰まったり、切れたりする確率が急速に高まる」とはイメージできない（脳は「問題ない」と認知する）「正常性バイアス」がかかるからだと考えます。

加速度脈波による血管年齢の波形評価

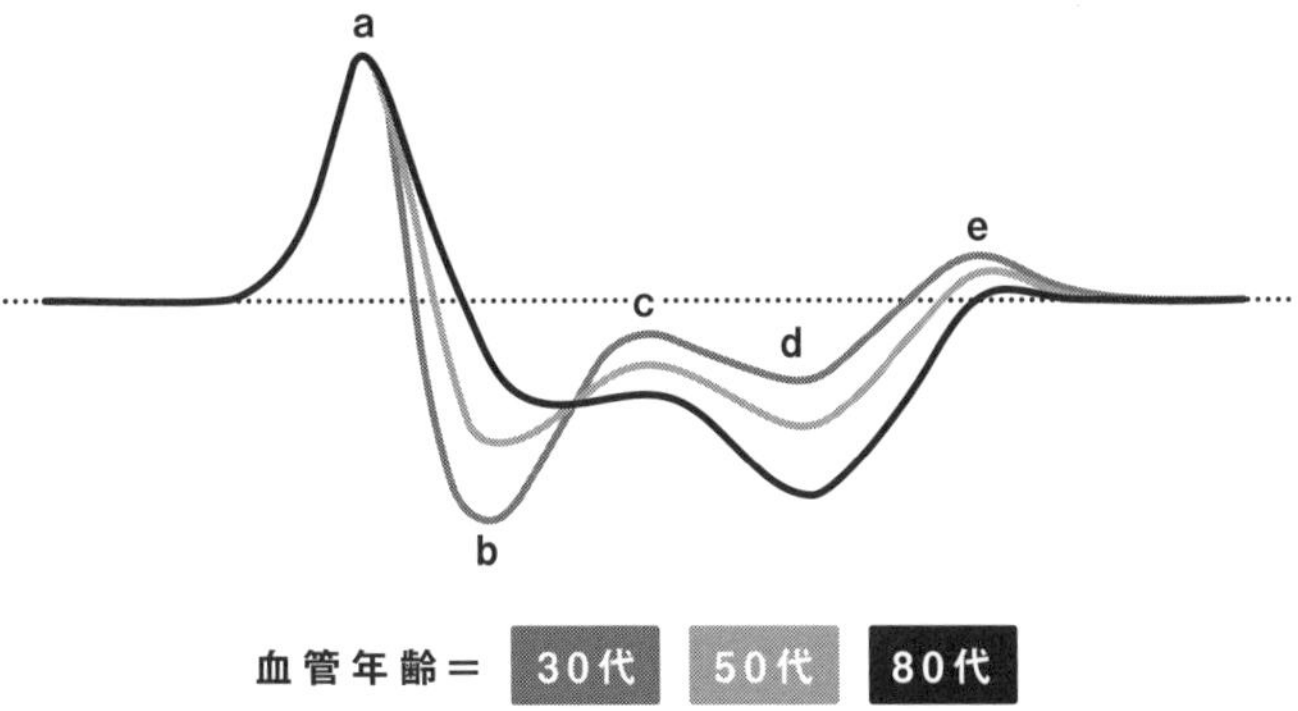

一般に若い人ほど深いb波と浅いd波を持ち、老化するにつれ、b波は浅くなり、d波は深くなります。

人の行動は意識の最上位にある思考によって決定されるので、健診直後や病気になった時は「健康こそ大事だ」という意識が最上位に来たりするのですが、日頃は、上位に緊急性や重要性の高い案件が来るので、健康意識は下の方へと沈んでいるのです。

「健康意識の沈降の慢性化」は生活習慣病をさらに悪化させる要因の一つです。この点で、生活習慣病は「わかっちゃいるけどやめられない病」なのかもしれませんね。

人は何歳頃から壊れ始めるのか？

人はエントロピー増大の法則（全てのものは無秩序な方向へと向かう）に従い、時間と共に免疫機能や代謝の曖昧さが増加します。その結果、がんになりやすくなり、糖尿病・高血圧性疾患・脂質異常症による動脈硬化が進行するのです。

一説によれば、私たちの免疫機能は思春期をピークにその後低下すると言われています。それを裏付けるように、次ページの上図のように年代別の肺炎の死亡者数は75歳以降から急増します。

肺は気管と気管支を介して外界と通じているため、常に細菌やウイルスが侵入してくる臓器です。ですから、肺には肺胞マクロファージと呼ばれる免疫細胞がいて、誤嚥や飛沫感染によって侵入してきた敵を撃退するのですが、加齢に伴ってその働きが弱くなり、肺炎を起こしやすくなるのです。

年齢階層別肺炎死亡率（人口10万対）

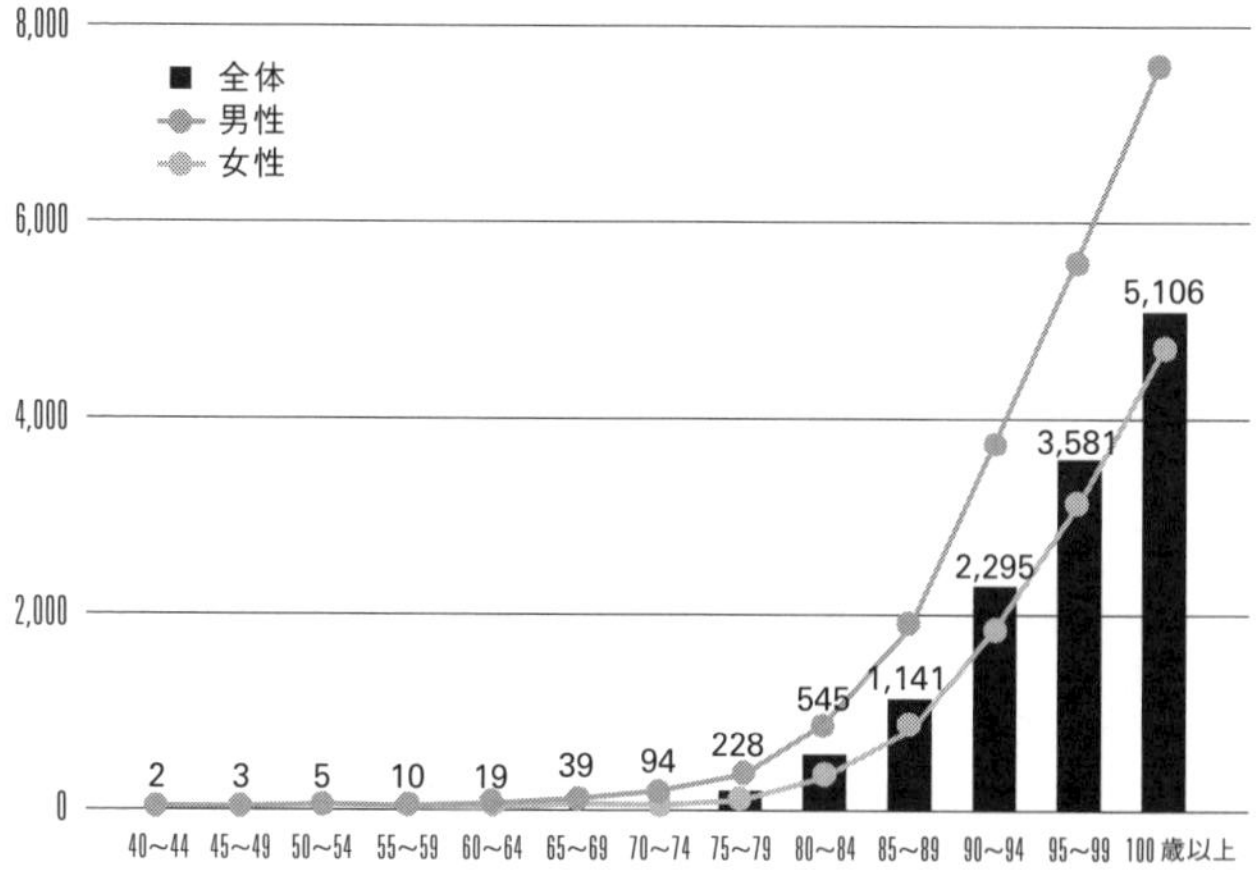

厚生労働省の人口動態調査（統計情報白書）より引用

血糖の年齢別リスクトレンド

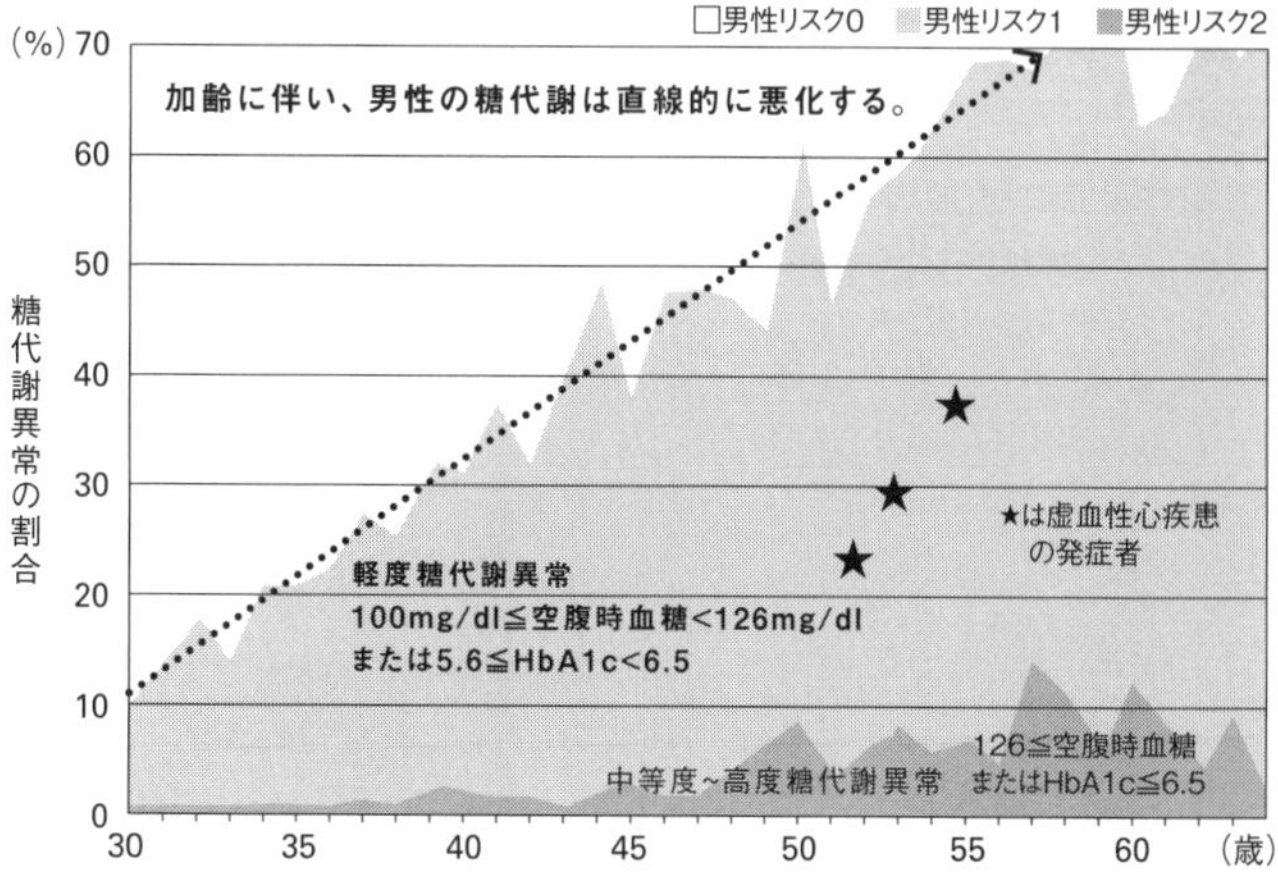

糖代謝も同じです。従業員数約８０００名の健保の健診データを分析した際、特定健診で高血糖の基準としている「空腹時血糖１００㎎／dℓ以上またはHbA1c５・６％以上」の人はどの程度いるのかを年齢別に調べてみました。すると驚いたことに、男性では30歳からほぼ直線的に増加し、60歳では約8割の人が高血糖である（糖代謝異常を起こしている）ことがわかりました（前ページ下図を参照）。

この結果から考えると、男性は80歳の頃にはほぼ全員が高血糖になるということになり、加齢による糖代謝異常は、まさにエントロピー増大の法則に従っている自然現象と考えることができます。

先ほど免疫機能は思春期をピークに低下すると述べましたが、考えてみれば、成長も性成熟も思春期で完成します。そう考えると、人間の肉体は思春期における完成後から壊れ始めるのかもしれません。

「ヒューマン・エラー」という言葉がありますが、私たちの体は結構いい加減にできています。その証拠に、遺伝情報を基に毎日作られる細胞も日に５０００個くらいは正常とは異なる細胞、いわゆるがん細胞が作られるそうです。でもがんにならないのは、エラーを起こすことを見越して、それを修正（排除）する機能を持つ免疫細胞も同時に働いているからです。

思春期をピークに壊れ始めるのは、この修正機能が加齢に伴って衰えてくるからと考えられます。傷ついた血管がきれいに修復されない。がん細胞やウイルス・細菌を排除しきれない。βアミロイドや過酸化脂質を処理しきれなくなることが、認知症や動脈硬化を引き起こすのは、ある程度の年齢では自然なことのようにも思えます。

私たちは自然の法則には抗えないので、釈尊が説いた「四苦八苦」の四苦に相当する「生・老・病・死」をこの順番で受け入れざるを得ませんが、ストレスに弱い免疫細胞をいたわるためにも、過ぎてしまった過去を悔い、起こってもいない未来に煩わされるような自傷的行為は避けたいものです。

ライフサイクルから病気を見る

人の一生（ライフサイクル）という観点から起こりやすい病気を見てみると、そこにはある傾向性があることに気づきます。

ある健保組合の医療費分析を行っていた時のことです。本来、医療費がほとんどかからない若い女性に、時に数千万円を超える高額医療費が発生していることがわかりました。病名を調べると妊娠・出産に関わる周産期トラブル（異常妊娠）が原因でした。

本来、妊娠・出産は病気ではないので医療費には計上されないのですが、以前なら流産や死産として失われていた命が、新生児医療の目覚ましい進歩により、高額な医療費を代償として救えるようになったからです。そして、女性の晩婚化に伴った高齢出産がそれに拍車をかけ、周産期トラブルによる高額医療費が問題となっています。

医療がいくら進んだからといっても、妊娠出産の適齢期という自然の摂理に抗うことはできないことを認識した上で、ワークライフバランスや人生設計を考えてほしいと願ってやみません。そのためにも企業やパートナーの理解や協力が不可欠なのは言うまでもありません。

人は生まれると、まず感染症との戦いが始まります。衛生状態の良くないサハラ以南のアフリカ地域では、子どもが13人に１人の割合で、５歳の誕生日を迎える前に感染症で命を落としています。菌やウイルスの有無が判別できないからです。

清潔・不潔の概念が出来上がるまでは、日本の子どもも見境なく物を口に入れますよね。したがって、日本でさえ周囲がそれなりに気をつけていても、小児が感染症を起こす確率は、大人に比べると圧倒的に高いのです。

これを抑制するには、子どもへの教育も重要ですが、それ以上に、最も身近にいる母親へ「正しい感染症に対する予防法」を伝え、実践していただくことが何よりも重要です。これによって新型コロナウイルスやインフルエンザの感染も防ぐことができるからです。

20～29歳までの死因の1位は自殺です。医療費としてはさほどでもないのですが、肉体的に健康なこの時期の問題は何といってもメンタルです。

30～39歳の死因の1位も自殺なのですが、同時に30歳を過ぎたあたりから男性の肥満も増えてきます。ただ、代謝も活発なので、重篤な問題となるケースは極めて稀です。

40歳を過ぎると男性も女性もさまざまな病気に見舞われ始めます。女性はこの頃からエストロゲン（卵胞ホルモン）が低下し始めると共に乳がんの発生率が上昇します。前述した周産期トラブルもこの年代で多発します。

男性は肥満を筆頭に、高血圧・糖尿病・脂質異常症といった生活習慣病に加え、メンタルやがんも散見され始め、中間管理職になるこの頃は肉体的にも精神的にも大変な時期ということができるでしょう。40～49歳の死因の1位はがんで、2位が自殺というのも、このことを物語っているように思えてなりません。

生涯医療費（男女計）

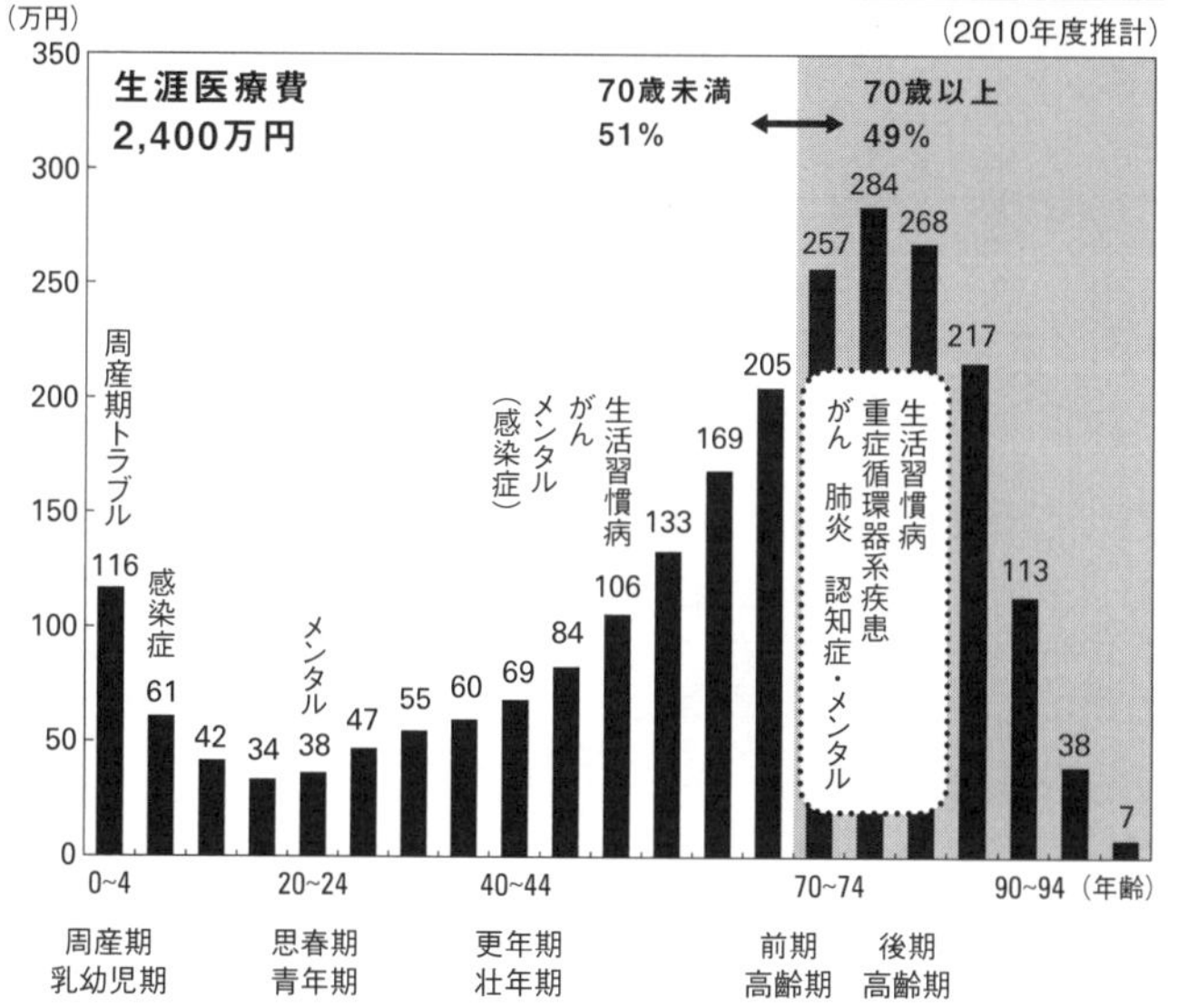

　このようにライフサイクルと病気を同時に見てみると、私たちの体は加齢に伴って変化し、心は置かれている環境によって変化することがわかります。その変化に合わせて、生き方も変えるのが自然なのかもしれませんね。

　上の図は、5歳きざみで見た平均的な日本人の生涯医療費の推移です。人は70歳以降で生涯医療費の約半分を使うことがわかります。

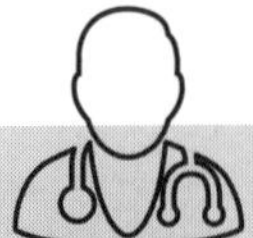

いかに感染症から身を守るか？

近年の異常気象による冬の大寒波は、奄美大島に１１５年ぶりの降雪をもたらしたそうです。寒さも気になりますが、もっと気になるのは新型コロナウイルス（COVID-19）の世界的拡大と、インフルエンザの流行です。新型コロナウイルスは感染性の強い変異株が現れ、政府からの再三に渡る、①マスクの着用②手洗いの励行③3密や外出自粛の勧告等を行っても、第4波が来てしまいました（6月末現在）。

一方、インフルエンザは今回の感染対策により完全に抑制されました。次ページの図は東京都の２０２０～２０２１年シーズンの週ごとに見たインフルエンザの流行状況です。例年ピークを迎える52週（年末）と新年3週目のピークが、２０２０年から21年にかけては全く見られません。この結果は、予防をしっかり行えば、感染症（風邪も新型コロナウイルスも含まれます）は抑えられることを意味しています。

週ごとに見た東京都のインフルエンザ流行状況

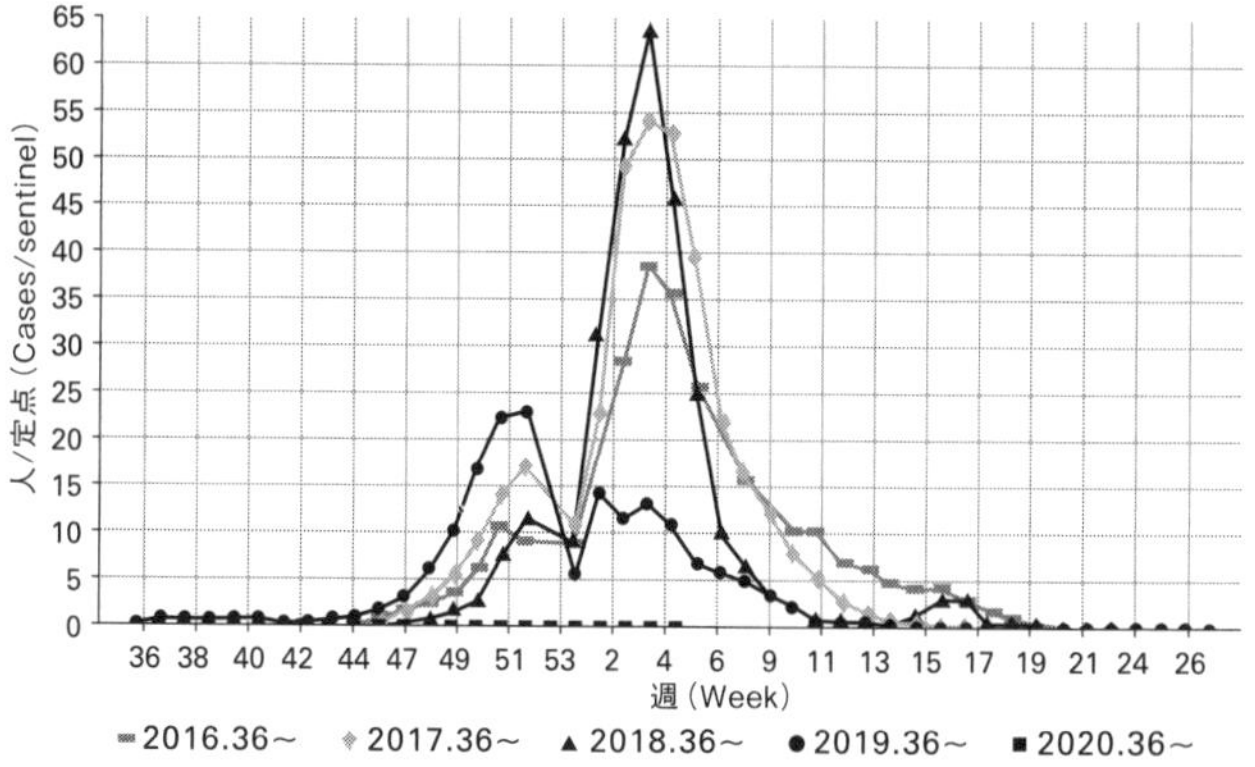

(C)2002-2021 Tokyo Metropolitan Institute of Public Health

新型コロナウイルスの感染は世界中に恐怖と経済的ダメージを与えましたが、その一方で、感染症の防ぎ方を全世界に知らしめたとも言えるでしょう。「人類の歴史は感染症との戦いである」と言った人がいますが、私たちは過去の代償と引き換えに感染症に対する未来永劫使い続けられる対処法を会得したように私は思います。

感染症は体外から侵入してきたウイルスや細菌が人の体内で増え、それが外に飛び出して周囲の人の体内にも入り、社会的に広がる病気です。

細菌やウイルスの侵入は、①目②鼻③口

および④性器にある粘膜からに限られます。したがって、粘膜への細菌やウイルスの付着を抑えれば、感染症は完全に抑えることができるのです。

粘膜への付着ルートは、9割が手指によるものです。「じゃ、手を洗えばいいのね」という声が聞こえてきそうですが、手洗いだけでは不完全です。理由は、手を洗っても、すぐに何かに触ってしまうからです。手は、洗わないより洗った方が感染のリスクは低下しますが、最も有効なのは、手で粘膜に触らないことです。手で食べ物を直につかむことも、食べ物を介して入ったウイルスが食道や消化管の粘膜から体内に侵入してしまうので同じです。

少し前になりますが、新型インフルエンザが流行し、政府内に緊急対策室が設置された頃、私はその会議を傍聴させていただきました。対策室長でもある医師は「新型インフルエンザといっても、ウイルスの感染に変わりはありません。要はウイルスを粘膜に付着させなければよいのです。それには、手を肩よりも上に上げないで生活することです」と発言し、私は衝撃を受けました。どの医学書にも書いていないようなことを発言したからです。

しかし、よく考えてみると、服を着ている私たちの粘膜がむき出しになっている場所は目・鼻・口の3か所で、これらは全て顔にあります。したがって、手を肩よりも上に上げなければ、ウイルスの付いた手指で粘膜のある三つの場所に触れることはできません。「なるほど！」と思うと同時に、だったら、「感染症の予防は、①うがい②手洗い③マスクの着用、としか書いていない医学書にも載せておいてよ」と言いたくなりました。

冬に風邪が多く発生するのは、寒さが強いストレスになり、湿度の低下により目や鼻の粘膜が乾燥し、その結果、粘膜のバリア機能が低下するからです。このダブルパンチが感染症を起こしやすくしています。ですから、風邪の予防には、①室内や体が寒いと感じる環境に長くいない（マフラーの使用は超有効）②マスクを常用して粘膜を乾燥させないことが重要です。風邪もインフルエンザも感染経路が全く同じなので是非試してみてください。

新型コロナウイルスを正しく怖れる

２０２１年４月４日、全国知事会から、「新型コロナウイルスの第４波到来を受けての緊急提言」が出されました。

政府は「コロナを抑えるために国民の行動を制限しながら経済活動を回していく」という、二律背反するテーマを扱わざるを得ない、難しい舵取りが求められています。私たち国民一人ひとりも賢明に振る舞い、「新型コロナウイルスとどう共存していくか？」を、日常の行動や在り方の根本から考え直さなくてはいけない時代が来たと言えるでしょう。

これからは、経験やカンや習慣に依存した判断ではなく、データに基づいて理論的に展開した科学的判断が重要となります。

インターネットでのフェイクニュースやＳＮＳでの誹謗・中傷も増えてきているの

で、自分が納得する情報を自分の責任で取れるようにすることは、今後、ますます重要になっていくと考えます。

幸いなことに、インターネットの普及により、自らが正しい検索を行えば、瞬時に最先端の正しい情報にたどり着くことができますので、「ネット検索」のスキルを詳しい方から教えていただくのはとても重要です。

今回の新型コロナウイルスに関する情報であれば、まずは厚労省や都道府県の保健所、大手製薬メーカーや公的専門機関のサイトにアクセスすることがポイントです。

私は、今回の新型コロナ騒動により、「感染症に対する一般市民の認識と対策」は相当にレベルが上がったと感じます。その一番の理由は、国や都道府県が一般の人々にわかるような表現で伝え始めたからです。

これまでも医療従事者と患者との間の医療情報に関するギャップは指摘されていましたが、本気で取り組まれていませんでした。

しかし、今回は、病気ではない国民に対しても感染しないための情報を伝えなければ大変なことになると気づいたので、国も地方自治体も本気にならざるを得なかったようです。

結果として例年発生するインフルエンザがほとんど発生しないほど、感染症の予防ができる社会になったのは「雨降って地固まる」の類ではないかと思います。

新型コロナに関しては「ＰＣＲ陽性」の方の数は報道の通り、アップダウンを繰り返していますが、病院での治療が必要な重症例は季節性のインフルエンザと同程度です。ただ、感染者数に対する重症化率や死亡率がインフルエンザより数十倍高いので、大きな問題になっているのです。

しかしこれも、感染やワクチンの接種により、新型コロナウイルスに対する免疫を人類が獲得すれば、インフルエンザと同じような扱いになるでしょう（高齢者や特定疾患を有する方は注意が必要ですが）。

理由は、構造や機能がインフルエンザウイルスとほとんど変わらないからです。今後、新型コロナウイルスの特徴や注意すべき点に関する正しい情報を集め、それに

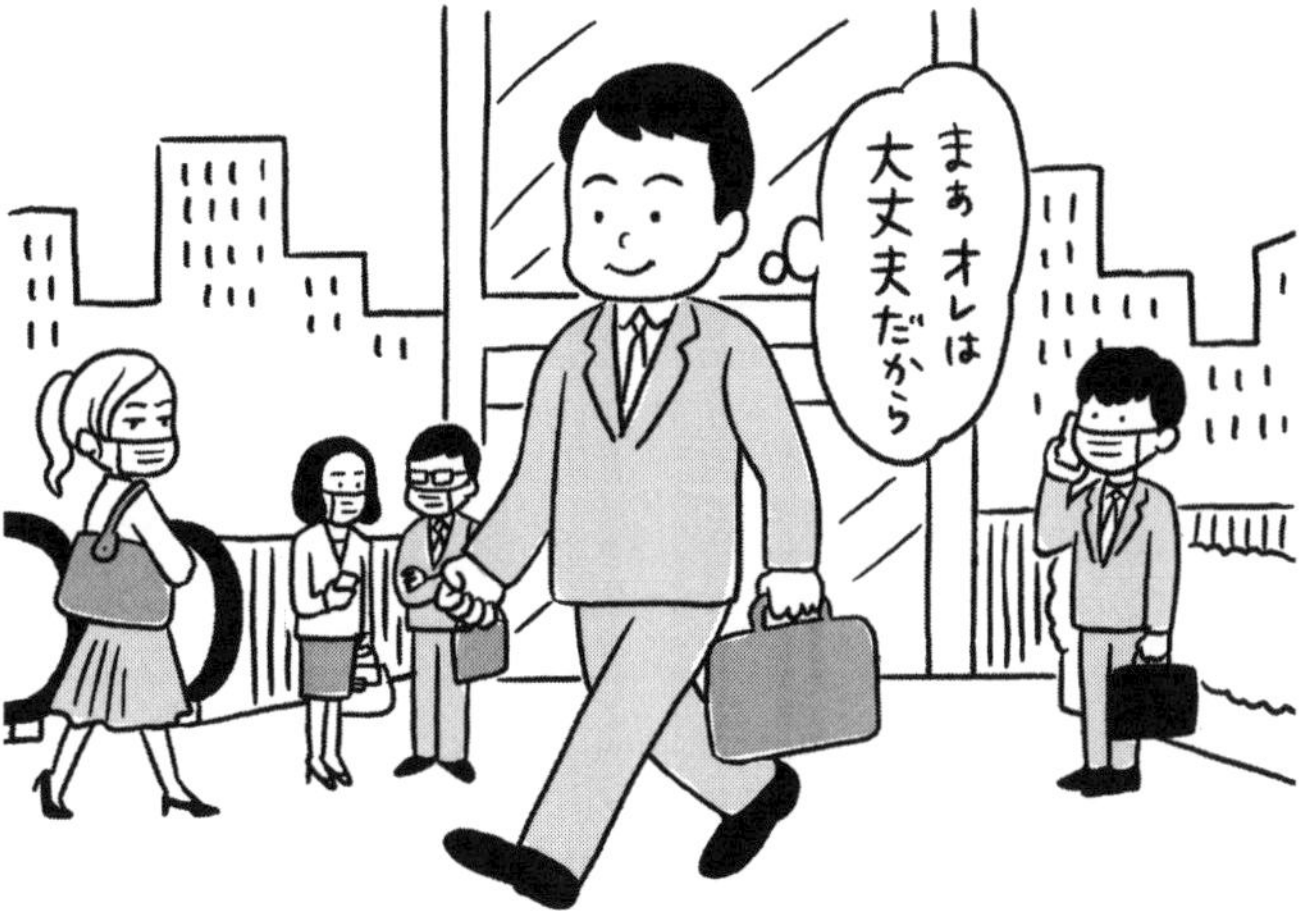

従った行動をすることは何よりも重要です。

人は、「自分だけは大丈夫」と勝手に思い込む「正常性バイアス」が働きますので、そのようなことも認識した上で「正しく怖れる」ことが重要であると、私は思います。

更年期障害を克服し、女性としての美しく輝く人生を

生物は例外なく、生まれた瞬間から死に向かって歩き始めます。これから逃れられる唯一の方法は、生殖による遺伝子と細胞の若返り、すなわち子孫を残す以外にありません。言い換えれば、人間も含め全ての生物は「生命の流れを切らないように生きている」と言えるでしょう。

生殖機能は性ホルモンによってコントロールされ、それは年齢と共に変化します。男性は思春期の夢精に始まり、壮年・老年期にかけてのＥＤで終わります。女性は初潮に始まり閉経で終わるのが一般的です。

男性ホルモンは緩やかに減少するので、「更年期」を感じる人は少ないのですが、女性ホルモンは40歳頃から急激に減少するので、ホルモンバランスが乱れ、のぼせ・発汗・頭痛・肩こり・動悸・いらいら・何もやる気が出ないというような症状が現れ

ます。最近では「プレ更年期」といって、30代から更年期障害と似た症状で悩んでいる女性も増えているそうです。

ホルモンバランスはストレスによる自律神経の乱れによっても崩れますので、40歳を過ぎたら「今はそういう時だ」と開き直って、「ちゃんとやる」を手放すことです。何事もきっちりやらないと気が済まない方は特に「ちゃんとやる」から「ほどほどにする」という生き方にシフトチェンジすることをお勧めします。体の変化に合わせて、生き方も変えないとバランスが取れないからです。その上で、ホルモンバランスを整えるためにホルモン療法を行うことや、構造が女性ホルモンに似ている大豆イソフラボンを摂取するなど、最先端の情報を仕入れたり、先人の知恵を借りて上手に生きることをお勧めします。生きるのが楽しくラクになると心も体もバランスを取り戻し、目の輝きや肌の張りがよみがえってくるでしょう。

実は、笑ったり、何かに夢中になったり、楽しい！　嬉しい！　と思ったりすることは、それだけで自律神経系やホルモン分泌、さらには免疫力にまで影響を与え、人

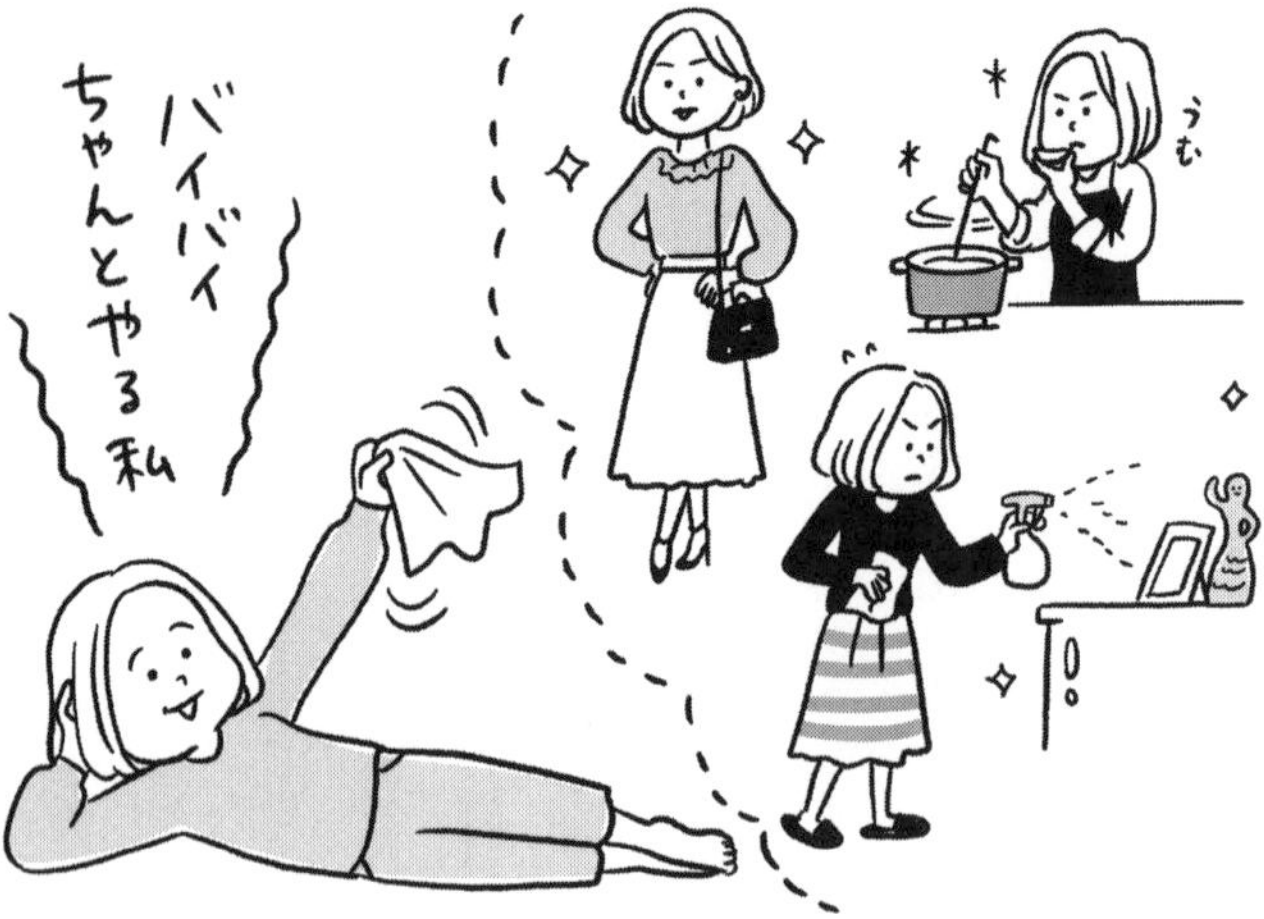

間が本来持っている「イキイキと生きる力」を高めてくれるのです。

春には春の、夏には夏の楽しみ方があるように、秋には秋でなければ得られない楽しみ方があります。更年期は子どもを産み育てる体ではなくなってきているというメッセージですが、それは同時に「これからは、人生そのものを楽しんでもいいんだよ」というメッセージでもあります。余裕がなかった若い頃に比べれば、今は時間もお金も智慧もあります。今まで、こんなにも頑張ってきたのですから、少しくらい好きなように生きたってバチは当たらないでしょう。「人生を楽しむ＝イキイキと美しく生きる」と捉え、人生の秋を自由に生きてみませんか？ それこそが最高の更年期障害対処法だからです。

多くの女性は、「仕事・経済」と「妊娠・出産・育児」とのバランスに悩み、このことが少子化に拍車をかける一因にもなっているようです。

2017年、37歳の若さでニュージーランド3人目の女性首相となり、翌年には産休をとった世界初の首相として第一子を出産したジャシンダ・アーダーン首相の考え方と生き方は、一つのモデルケースになると感じます。

2019年、51人が死亡した同国のクライストチャーチモスク銃乱射事件後、イスラム教の女性がかぶるスカーフをまとって遺族に会い、「イスラム教徒も同じ国民であり、信仰の自由は守られる」と毅然と言い切った彼女の態度は、世界中に感動を与えました。

このように、女性が安心して仕事も出産も育児も行える社会にしない限り、日本の少子化にブレーキをかけるのは難しいのではないでしょうか。

女性のがん予防のポイント
～乳がんと子宮頸がんを中心に～

厚生労働省のまとめによれば、２０１９年時点での日本人の平均寿命は、女性87・45歳、男性81・41歳と、女性の方が約6年長生きします。

１００万人以上の健診データや医療費分析からも、「女性は病気になりにくい」という結論が導き出されます。理由はエストロゲンという女性ホルモンが血管や細胞をイキイキとさせるからです。

しかし、油断は禁物です。女性も男性と同様の仕事をするようになってきた昨今、ストレスや生理的な負荷が増えてきたからです。加えて、妊娠回数の減少による生理回数の増加や母乳育児の機会の減少、食生活の変化などにより、乳がんや大腸がんが急増しているからです。

年齢階級別罹患率（全国推計値）2015年

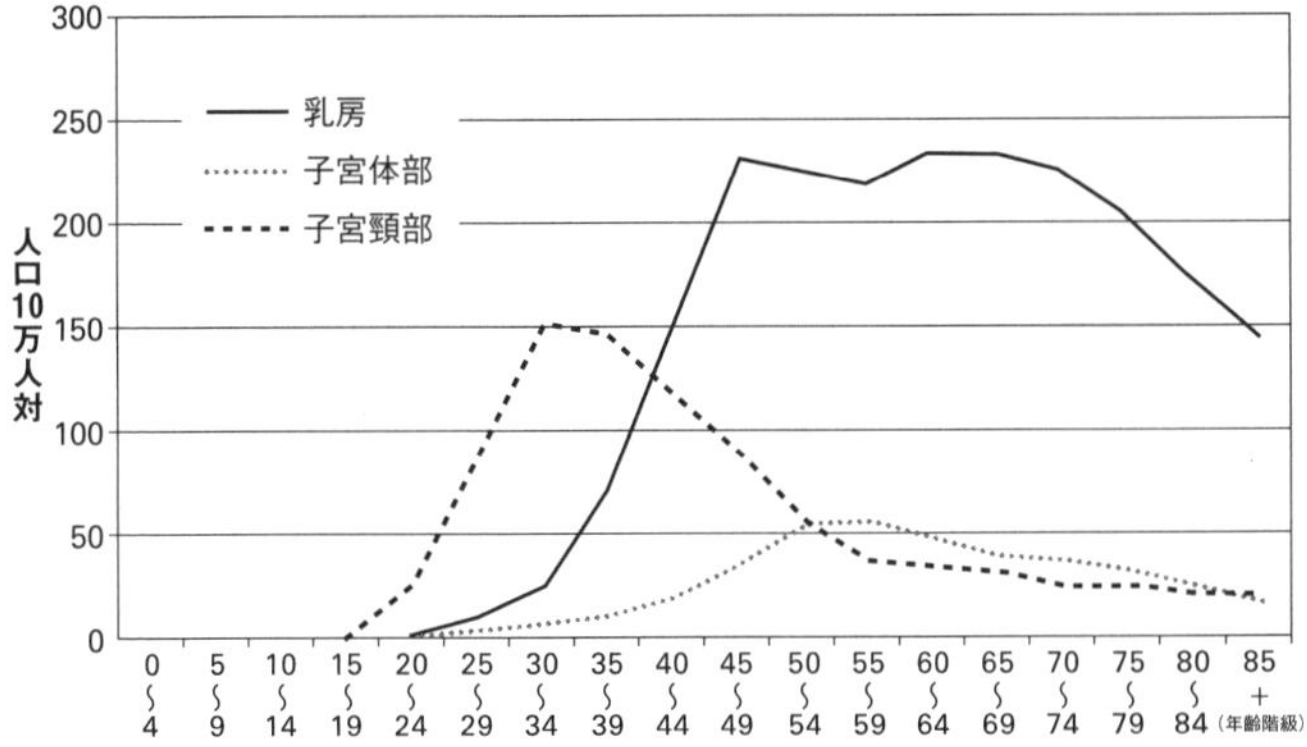

資料：国立がん研究センターがん対策情報センター統計

1．乳がん予防は乳がん検診から

上の図は女性10万人当たりのがん発症者数を示しています。最も発症者数が多い乳がんは40代で急増していることがわかります。

乳がんの5年生存（治ったとみなされる）率は83％と、女性のがんの中で最も高く、肝がんの17％、肺がんの23％を大きく引き離しています。そうです、乳がんは40代にかかりやすいがんですが、治りやすいがんでもあるのです。

重要なのは「40歳になったら乳がん検診をまずは1回受ける」ことです。40代の乳がん発症率は高くても0・16％です。したがって、がんでない確率は99・84％もあるのですから、検診で見つかれば、これはこれで早期発見になるので「83％は大丈夫」の中に入り、「見つかってよかった！」ということになります。

このような理由から「乳がん検診は百利あって一害なし」と言えるでしょう。

2. 子宮頸がん予防はＨＰＶワクチンの接種と子宮頸がん検査（細胞診）

子宮がんは、胎児が育つ部分の子宮体にできる子宮体がんと、子宮体と膣との間にある子宮頸部にできる子宮頸がんに分けられます。ここでは、比較的若いうちに発生し、発症の仕組みも明らかになっている子宮頸がんについてお話しします。

子宮頸がんは、性交によって感染することが知られているヒトパピローマウイルス（ＨＰＶ）のある種のタイプに感染することによって起こります。そして、その進行は、細胞の変異の程度によって推定することが可能なので、子宮頸部の細胞をこすり取って検査することができます。また、がん化するタイプのＨＰＶのワクチンを事前に接

子宮頸がん検査の概要

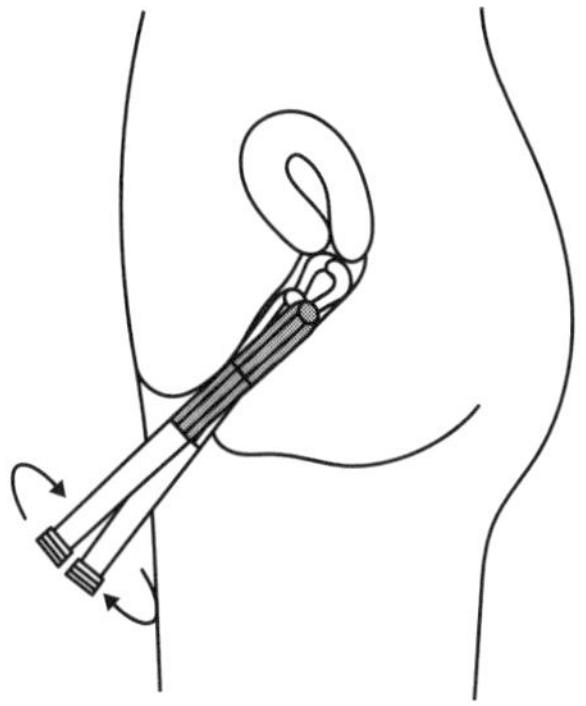

自分で行い、郵送する方法もあるが、正確に子宮頸部の細胞を採取するのは容易ではないので、婦人科で専門家に採取してもらうのがよい。

種することにより高率に予防ができるので、米国の女子大では子宮頸がんの検査とワクチン接種を義務化しているところがあるくらいです。

日本でも、地方自治体が全額を負担し、女子中高生にワクチン接種を推奨していました。しかし、副作用疑惑（因果関係は不明なまま）が発生し、その後、一気に下火になってしまったという、残念な歴史の途上にあります。

歯周病は単なる歯の病気ではない

1．抑制可能（予防可能）な医療費の40％は生活習慣病関連疾患

医療費の分析をしていて感じるのは、抑制可能な医療費の40％は生活習慣病に関連した病気であるということです。生活習慣に関連した病気とは、食べ過ぎや運動のしなさ過ぎによって起こる肥満・糖尿病・高血圧性疾患・脂質異常症と、それが原因で起こる動脈硬化によって脳か心臓か腎臓の血管が切れる・詰まるといった脳・心・腎関連疾患といったものです。

この中で特に問題になるのは後者です。動脈硬化は加齢に伴って、誰にでも起こる自然な現象なのですが、それが乱れた生活習慣によって加速度的に早まり、自ら命を縮めることが問題なのです。

血管は体の中で血液を流し続けるホースのようなものです。実際のゴムホースも、

使い続けると酸化によって固くなり、柔軟性が失われ、曲げたところから折れたりヒビが入ったりして水漏れを起こしますが、血管も同じです。

　食事やタバコ、ストレスなどによって発生する活性酸素が血管の内壁に結合して血管を傷つける「酸化」と、糖尿病などにより上昇した糖が血管の内壁に結合する「糖化」によって、血管は傷つけられます。傷ついた血管からは炎症物質が放出され、それを目印に、修復するための血小板やコレステロールが集まり、壊れた細胞や異物などを処理するための免疫細胞が集まってきます。

　この一連の反応は「炎症反応」と呼ばれ、ウイルスや細菌が体内に侵入し、私たちの細胞を破壊したり、花粉などが体内に入ってきた時にも起こる、基本的防御反応の一つです。

2. 慢性的炎症となる歯周病は動脈硬化の一因

口の中にいる菌は、歯と歯茎の間に入り込んだ食物残渣の中で繁殖します。菌の繁殖は歯肉炎を起こし、慢性化すると「歯周病」と呼ばれます。慢性化した炎症部位からはサイトカインをはじめとする炎症メディエーターと呼ばれる物質が出続けることになります。

最近、動脈硬化には慢性の炎症が関係していることが分かってきました。このような背景から、歯周病も「サイレントディジーズ」と呼ばれ、歯科と医科の両方から注目される病気になっています。

冒頭にも触れたように、抑制可能な医療費の40％は生活習慣病関連疾患、特に動脈硬化に起因する脳か心臓か腎臓の血管が切れる・詰まるといったことにより使われています。したがって、これからの生活習慣病の予防は、肥満・糖尿病・高血圧性疾患・脂質異常症に歯周病も加えた対応が求められます。

その理由は、75歳以上の後期高齢者の寿命と口腔衛生との関係を解析していた時、①プラークの付着が少ないほど②食物残渣が少ないほど③舌苔の付着が少ないほど、男女とも寿命が長くなる傾向にあったからです。

明確な結論を出すには、今後のさらなる研究を待たねばなりませんが、私の感触としては、口腔ケアを丁寧に行う人は、健康に関心が高く、動脈硬化を起こしにくい結果、長生きする傾向にあるように感じます。

健康管理はお口のケアから始まっていることを忘れず、半年に一回は歯周病予防のための歯科定期健診を受けてはいかがでしょう。そこでは、細菌の温床である「歯垢」を歯科衛生士さんが取ってくれます。そして、歯垢をためないブラッシングの方法も丁寧に教えてくれます。特に、歯間ブラシやフロスと呼ばれる糸ようじを使った歯垢除去はとても有効です。

毎日使っている歯ですが、「噛めて当たり前」「食べられて当たり前」と思っていませんか？　毎日使うものだからこそ、大切に手入れをしないと、突然、使えなくなる日がやってきます。そうなっては手遅れなのです。歯と歯肉はあなたの体の一部です。あなたの体をいたわるつもりで、毎日、歯磨きすることをお勧めします。

これなら痩せる！体重管理のポイント

人は社会人になったあたりから太り始め、40歳を超える頃には肥満に起因する高血圧・高血糖・高脂質といった代謝異常（メタボリックシンドローム）が増えてきます。

肥満度の評価法の一つに「ＢＭＩ」があります。

ＢＭＩは以下のような計算式から求められます。

ＢＭＩ＝体重（kg）÷｛身長（m）×身長（m）｝

です。つまり、体重60kg、身長１７５cmの人のＢＭＩは60÷（１・75×１・75）＝19・6となります。世界保健機関（ＷＨＯ）ではＢＭＩの値から痩せや肥満を判定し、その人の健康度を判定しています。ＢＭＩは普通体重の範囲が理想ですので、そのことを意識し、次のことを具体的にやってみることをお勧めします。

1．体重計に毎日、何回も乗る

ボクサーは試合前になると体重調整をするために1日に10回以上体重計に乗るそうです。前回より体重が減っていれば励みになり、増えていれば減らそうとする意識が強まり、減らすための具体的な行動が取りやすいからだそうです。

要は「常に今の自分の体重を意識して、飲食や運動をする」に尽きるということです。肥満の方は、筋肉や関節への負荷が少ない水中ウォーキングや水中スクワットを、それ以外の方はウォーキングや軽度のジョギングを、ゆっくりと長い時間行うのがお勧めです。ゆっくり長時間体を動かす習慣がつくと、糖を分解してエネルギーを作るミトコンドリアの多い遅筋繊維（赤色筋とも呼ばれる）が増え、糖が燃えやすい体質になるからです。

2．食事は野菜を最初にたくさん食べる

食事も気になるところですが、これはとても簡単です。まず、野菜をたくさん食べることです。生野菜は見た目が多い割には量があまり摂れないので、温野菜がお勧め

です。一番簡単なのは「蒸す」ことです。ドレッシングを工夫したり、肉を巻いたりすることで、多くの野菜が摂れますので、試してみてください。

水分や食物繊維を多く含む野菜を最初に摂ると満腹中枢が刺激され、後で食べる炭水化物を多く摂らなくても満足するからです。その結果、総カロリーは低く抑えられ、かつ、お腹の調子も良くなるので一石二鳥です。また、「最初に野菜をたっぷり食べる」以外の制限がないので続けやすいというのも魅力です。

野菜に多く含まれる食物繊維は、小腸での糖の吸収を抑え、コレステロールや胆汁酸（コレステロールの原料）の排泄を促してくれます。

穀類も精製していないものには多くの食物繊維が含まれますので、「美味しさと健康のバランスを考えながら食べ物を選ぶ習慣を身に付ける」ことが肥満には有効です。

3．食べ物のカロリー表示を見る

これは最も簡単な方法です。スーパーやコンビニで食料品を購入する際、同じようなものがあったら、カロリーの低い方を選択するというルールです。私が調べたところでは、製造法や調理法により、カロリーが半分になっているビールやお弁当がありました。ほんの少し意識をするだけで、カロリーは大きく変わることを知ってほしいと思います。

4. 箸置きを使う

これも１００円ショップで箸置きを買うだけなので、簡単です。

ルールは、食事をする際に必ず箸置きを使い、口に食べ物が入っている間は、箸を箸置きに置き、食べ物や飲み物を口に入れない、ということだけです。

私もやっていますが、口の中に物がなくなるまでには30回くらい噛まないといけないので、よく噛んで食べるようになります。すると、舌の味蕾細胞に甘みや旨味が触れる機会が増え、普段よりも「美味しい」と感じます。そればかりではなく、お弁当一つ食べるのにも30分くらいかかるので、その間に吸収されたブドウ糖や同時に増加するインスリンによって満腹中枢が刺激され、「お腹一杯！」となりますよ。

お腹の「便り」、便でわかるあなたの健康状態

病気一件当たりの金額は高くないのですが、患者数が多いのは、流行性感冒や上気道炎に分類される「風邪」と、消化器疾患に分類される「腹痛」です。

突然ですが、皆さんは以下のような症状が気になったことはありませんか？

・軟便や下痢を起こしやすい　・ガスが溜まって便秘になりやすい　・お腹が痛くなりやすい　・胃もたれや胸焼けが起こりやすい　・風邪をひきやすく、一度ひくと長引く　・疲れやすい　・花粉症などアレルギー疾患がある　・食後に眠くなりやすい　・頭痛が起きやすい　・寝つきが悪い、眠りが浅い　・肌荒れしやすい　・口の周りに吹き出物が出やすい

6個以上当てはまる人は「胃腸冷え」の可能性があります。平熱が35℃台の方も要注意です。

私は子どもの頃、「夏こそお腹を冷やさないように腹巻をしなさい！」と言われていました。冷たいスイカやかき氷を食べてはお腹を下していたからです。本来、私たちのお腹の中の温度は「深部体温」といって「36・5～37・5℃」が最適とされています。しかし、お腹を冷やしたり、冷たいものばかりを食べていると深部体温がそれ以下となって、正常な消化や免疫機能が発揮されなくなってしまいます。その結果、下痢や便秘、不眠等を起こすのです。

「ヨーグルトや乳酸菌飲料、毎日摂っているのに、お腹の調子が今一つ……」と言う方は、①腹巻を常用する②靴下を常用する③ぬるめのお湯にゆっくりつかる④1時間程度のウォーキングを行ってみてはいかがでしょう。

私たちのお腹には500兆～1000兆個の腸内細菌（重さにすると約1・5kg）が生息し、それを監視する目的から、私たちの免疫の約7割がお腹に集中しています。ですから、変な菌が入ってくると、それを速やかに排除しようとして「下痢」を起こしますし、腸内細菌が弱ったり、少なくなった場合は、腸への刺激が少なくなって、消化器の運動が鈍り「便秘」を起こしたりするのです。

まさに、便はお腹からの「便り」なのです。

便潜血で診る「大腸がん検査」もその一つです。大腸がんは近年増えているがんで、検便によって早期発見が可能な代表的がんの一つですので、健診の時には是非、検査しましょう。

便秘で困っている女性は少なくないようなので、最後は女性のための便秘対策をお話しましょう。

便の構成は次ページの図のようになっています。ですから、水分をしっかり摂ることです。しかし、水分を摂っても、便が大腸に長く留まると水分は大腸から再吸収されてしまうので、大腸を刺激することが重要になります。

大腸を刺激する方法は、①食べカスとなる食物繊維を多く含む食品を食べる②腸内細菌を増やす乳酸菌（生菌でなくてもＯＫ）を含む食品を食べる③大腸の運動を活発にするための運動をすることです。

便の構成

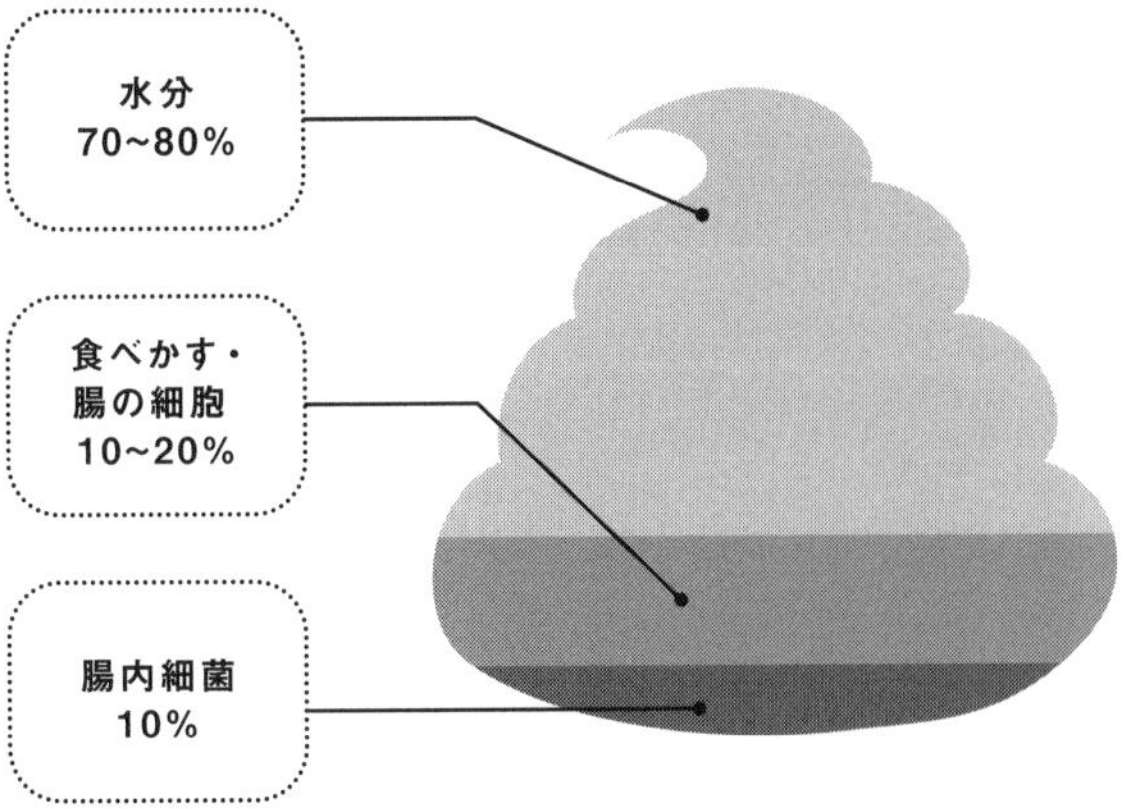

それにもう一つ加えるならば、「たくさん食べる」ことです。海外旅行で食べたことのない美味しい食事を「チョッと食べ過ぎたかな？」といったシーンを思い出してください。いつもよりラクに、たくさんの便が出たという経験はありませんか？

ストレスでも消化管の血管は細くなり、深部体温の低下と共に大腸の運動性も低下します。このような状態は便秘を起こしやすいので、「心穏やかに、たくさん食べて、運動して、よく寝る」ことです。

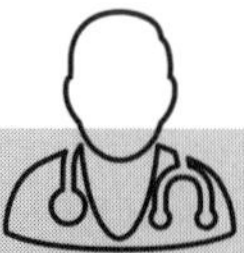

深い眠りはなぜ必要なのか？

1．二種類の眠り

眠りには深い眠りの「ノンレム睡眠」と浅い眠りの「レム睡眠」があります。この異なる眠りを、私たちは交互に3~5回繰り返します。

深い眠りの時、私たちの脳細胞や神経細胞も休んでいるので、この間に神経や脳の修理や掃除を行います。ですから、深い眠りを繰り返すほど、脳の老化は進みにくいのです。これで深い眠りがなぜ必要なのか、お分かりになりましたね。

2．深い眠りを作る睡眠ホルモン「メラトニン」

深い眠りを得るためには「メラトニン」というホルモンが必要です。このメラトニンは牛乳・バナナ・大豆などに多く含まれる「トリプトファン」というアミノ酸から作られますが、その途中で、ストレス（興奮）を抑え、精神状態を安定に保つのに欠かせない重要な物質「セロトニン」が作られます。セロトニンは日光の刺激を受けることでより多く作られ、夜、光の刺激がなくなるとメラトニンに変わります。この場合、暗ければ暗いほどメラトニンが作られるので、より深い眠りを得るには「遮光カーテンで覆われた真っ暗な部屋で寝る」ことをお勧めします。

3．スッキリ目覚めるための方法

眠りは、深い眠りと浅い眠りを交互に繰り返しますが、深い眠りの後に起きるとスッキリ目覚めることができます。ですから睡眠時間は、次ページ図の●印あたりの3時間、4時間半、6時間、7時間半がお勧めです。そして、起きたら、遮光カーテンを開け、体一杯、日光を浴びましょう。日光の刺激で、セロトニン（脳の活性化）・ドーパミン（やる気アップ）・ノルアドレナリン（集中力アップ）といった「戦闘モード3物質」が分泌され、やる気満々になること間違いなしです。

睡眠のパターン

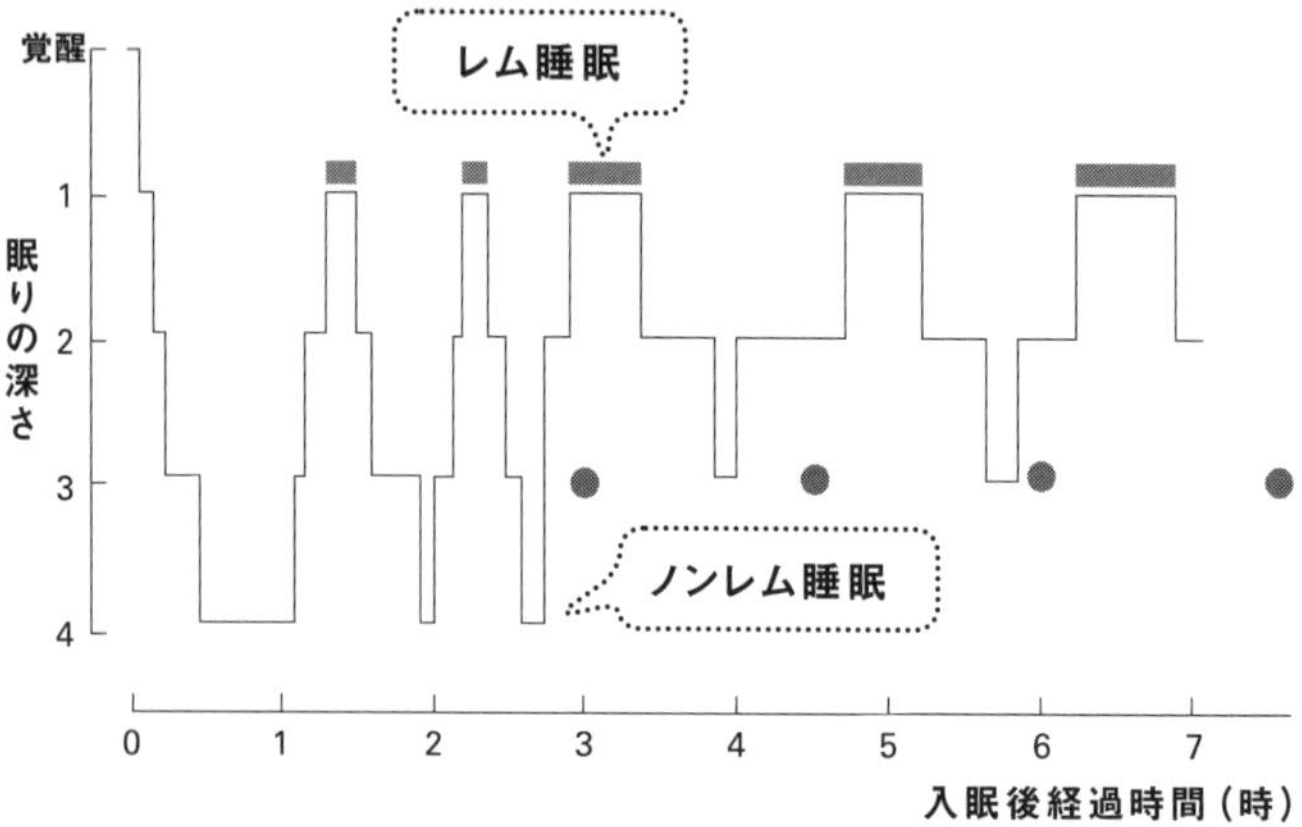
レム睡眠
ノンレム睡眠
覚醒
眠りの深さ
1
2
3
4
0
1
2
3
4
5
6
7
入眠後経過時間（時）

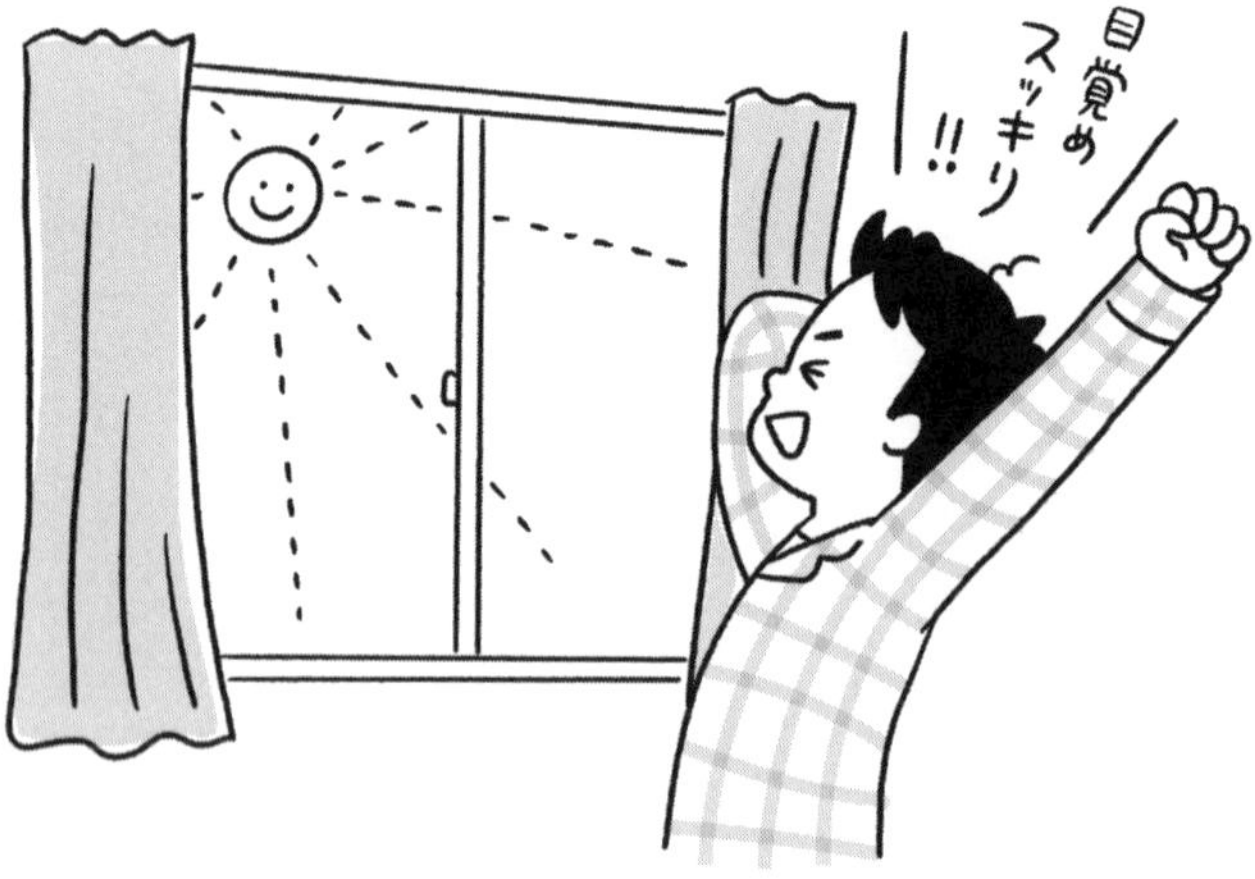
目覚めスッキリ!!

それでダメなら、朝一番に「好きなことをする」と決めてそれをするのもお勧めです。お気に入りのスイーツを食べる、彼や彼女にメールする、読みたい本を読む、好きなゲームをする、などです。

4. 深い眠りは強いやる気と集中力の源

１０５歳で亡くなった日野原氏は、よく「良い睡眠が良い覚醒を生む」と話してくれました。彼は海外出張等で睡眠と覚醒のリズムが崩れた時は睡眠誘導剤を用いて自ら深い睡眠を作るそうです。すると、その後はどこにいても高い覚醒と深い睡眠をリズミカルに作っていけるそうです。

誰です？「深い眠りはお酒で作り、スッキリ目覚めは彼女のキス」とか言っている人は……。でも、それって長くは続かないでしょうね。

認知症の確認テスト

1．認知症はなぜ起こるのか？

認知症は、さまざまな原因で脳の細胞が死んでしまったり、働きが悪くなったりしたために脳に障害が起こり、日常生活に支障が出る状態の総称です。患者数が最も多い原因は「アルツハイマー病」で、認知症の約7割を占めます。これは、脳にアミロイドβという分解されにくい特殊なタンパク質（老人斑の主成分）が溜まり、それが脳の神経細胞に絡みつき、その結果、脳細胞が壊れて脳の機能障害が起こると考えられている病気です。

しかし、１０１歳で亡くなったアメリカの修道女シスター・メアリーの脳を病理解剖したところ、たくさんの老人斑や神経原線維変化が見つかりましたが、彼女は亡くなるまで認知症の症状は一切出ていませんでした。他にも研究に協力した多くの修道女で同様のケースが確認されました。

これらのことから、生き方、脳の使い方に認知症予防のカギがあるのではないかと、現在さらなる研究が進められています。

事実、ＭＣＩ（正常でもない、認知症でもない、正常と認知症の中間）状態の高齢者にアートセラピーやロボットセラピーを施すと、脳の機能が正常に向かうことを示した研究結果もありますので、その可能性は十分にあるのではないかと私は考えます。

2.認知症はなぜ問題なのか？

認知症が問題なのは、身内の介護が難しい点にあります。理由はさまざまですが、何といってもその筆頭は、自分の大切な人が別人のような言動をすることを認めたがらない点にあると思います。しっかりしていた頃を知っている家族やパートナーが、記憶や思考機能が少しずつ壊れていって別人のようになっていくのを見ると、抑えきれない感情が湧いてくるのではないかと思います。このことが介護する身内の感情疲労を引き起こし、身内であるがゆえの行動をとらせるのではないでしょうか。

ですから、認知症の介護は、可能な限り第三者に入っていただき、孤立させない状態の時間をなるべく多くする（たとえば、デイサービスの活用やグループホームでの介護）選択をお勧めします。そして、どのような状態になろうとも、パートナーとしての関係や親子関係が崩壊しないように、気長に、寛容の精神で関わっていくのがポイントであろうと考えます。

認知症の行方不明者は、年間1万人にも上り、交通事故や鉄道事故が起こるケースも少なくありません。このような社会的問題や大事故にもつながる認知症患者の徘徊をどのように阻止するかは、重要な社会的課題になっています。

参考までに、簡便な大友式認知症予測テストを次ページに示します。

大友式認知症予測テスト

次の質問で、「ほとんどない」なら0点、「時々ある」は1点、
「頻繁にある」なら2点とし、得点を合計します。

	質問項目	点数
1	同じ話を無意識に繰り返す	点
2	知っている人の名前が思い出せない	点
3	物のしまい場所を忘れる	点
4	漢字を忘れる	点
5	今、しようとしていることを忘れる	点
6	器具の説明書を読むのを面倒がる	点
7	理由もないのに気がふさぐ	点
8	身だしなみに無関心である	点
9	外出をおっくうがる	点
10	物（財布など）が見当たらないことを他人のせいにする	点
合計		点

評価	
	0〜 8点・・・正常
	9〜13点・・・要注意
	14〜20点・・・医師にご相談をお勧めします

（浴風会病院名誉院長大友英一氏 考案）

Column 女性ホルモンと美容と健康

先日、吉永小百合主演の『北の桜守』を観ました。映画の中のいくつものシーンがツボにはまって、涙が止まりませんでした。吉永さんの目や表情から伝わってくる迫真のシーンにやられたのだと思います。今年で76歳になった彼女は歳を感じさせない女優の一人です。実年齢を感じさせない女性を「美魔女」と呼んだりしますが、まさに「魔女」というしかないほど、年齢を超越した存在感が彼女からは伝わってきました。

妊娠・出産が可能な女性は女性ホルモンとも呼ばれる「エストロゲン」の恩恵を受けます。このホルモンは子宮に作用して「受精卵のベッド」を作る働きをしますが、それ以外にも、①肌や髪をツヤツヤにして、女性らしい身体を作る②自律神経を安定させる③骨を丈夫にする④脳の働きを活発にする⑤血管を柔らかく保つ、といった働きもしてくれます。

しかし、エストロゲンの分泌は生理機能の低下と共に激減します。これは女性の更年期障害の原因にもなり、「妊娠・出産できる体ではなくなった」との自覚と重なって、女性の老化を加速させると考えられます。

吉永さんも生物学的には当然、その体になっています。しかし、「女優は観られる仕事」という彼女は、ロケ先にプールがあれば、毎日数キロも泳ぎ、『北のカナリアたち』では、小学校で教鞭をとる主人公の40代から60代を演じる後半では、ほぼノーメイクの状態で撮影したそうです。

そんな彼女の美容法は「心を落ち着けて、ゆっくり時間をかけて行う洗顔」だそうです。「女優として常に観られている」という意識があたかも女性ホルモンのように働き、いくつになっても若々しい眼を彼女に与え、年齢を超越した凛としたたたずまいや演技力を与えるのでしょう。まさに、魂は目に宿り、若々しさは魂と目を介して周囲へ醸し出されるのかもしれませんね。

第3章

賢い病院のかかり方を身につける

……健康行動管理の知恵を教えます

過信をせずに医療に頼る

皆さんは、何でも相談できる人、どのくらいいるでしょうか？

「人は話しながら考える動物である」と言った人がいますが、同感です。何か問題が発生した時、誰かに話を聞いてもらうというのは、この点で極めて良い方法だと私は考えています。

相手に向かって話す言葉は、自分に言い聞かせるように自分の耳にも入ってきます。これをオートクラインといい、「聞く」ことを主とするコーチングでは重要な原理の一つになっています。医療も同じです。

「何かいつもと違う」と感じる心身の不調がなぜ起こっているのかは、誰かに話を聞いてもらわないと本当にはわからないからです。

しかし、私たちはロボットと違い、結構曖昧にできているので、原因を確定するのはそう簡単ではありません。この点を称して、医療はよく「サイエンス（科学）&アート（芸術）」と言われます。それは、ある程度までは普遍的で、科学的に説明することができるが、その線を超えると指先の感覚や感性の世界に入り、１＋１＝２のような単純なものではなくなることを意味します。

たとえば、「痛み」や「不安」です。どのような医療機器をもってしても、「痛み」や「不安」は測ることができません。また、風邪の症状で受診した場合、医師は、さまざまな情報を基に類推をし、推定診断の下に処方箋を出しますが、どのようなウイルス、または細菌に感染したかはわからないまま、抗生剤等を処方しているのです（菌やウイルスを特定するには数日を要するので無理もありませんが）。

このように、人の体が曖昧なものであるがゆえに、１００％も０％もないのが医療です。したがって、過信も悲観もすることなしに、自分の体や心から出されるサインに敏感になり、あなたが信頼する医療に詳しい方（医師以外でも有効です）に相談することが最も重要です。

医師は、問診・視診・触診・聴診・打診（これらをフィジカルアセスメントと言います）を行って、目の前の人にどのようなことが起こっているのかを推定し、それが正しいかどうか仮説を立て、必要ならばそれを確認するための検査を行います。厳密には、検査によってその裏付けが取れた段階で初めて診断を下し、病名が確定するのです。

しかし、それでも「実際には違っていた」ということも少なくありません。

私の右の腎臓は、腎臓としての形ができる際にエラーを起こしたようで、腎臓につながる血管が腎臓から膀胱に出る尿管に絡まっていました。それがわかったのは、私が35歳の時に40度の高熱と共に、多量の血尿を出したことで、精密検査を受けたからでした。

手術前、医師から丁寧な説明を受け、完全に理解ができたので、「手術をしたら普通に生活できるのですね」と質問すると、医師は「開いてみないとわかりません。術後の尿管の癒着も人によって違うので、１００％大丈夫ですとは言えないのです」との返答。実際に開腹したところ、さほど右の腎臓は悪くなかったので、右腎摘出の予定を、傾けた状態で腹腔に縫付けて残すという手術に急遽変更したそうです。

私が生活習慣病予防のコンサルティングをしていて残念に思うのは、好ましくない健診結果や自覚症状が出た段階で、医学知識を持っている方に相談していたら、予防可能な疾患の大部分は抑制されていたに違いない、という多くのケースに出会うことです。それほど健診は年中行事化し、出たり消えたりするサインを体や心からの悲鳴とは感じていない方が多いのです。

コロナ禍により規制が緩和された「オンライン診療」では、①患者の診察及び診断を行い、処方等の診療行為を行う「診療」②疑われる疾患を判断して、最低限の医学的判断と共に診療科を紹介する「受診勧奨」③問診等より得られた情報に基づき、一般的な医学的情報の提供や受診勧奨を行う「遠隔地医療相談」が可能になりました。

これからは「いつもと違う」と感じた段階で、医師を主とした医療専門家に相談し、最適なアドバイスを早い段階でもらう、そんな時代になることを私は願っています。

最も高額なサービス業である医療と賢く関わる

日本は皆保険制度なので、オバマケアが実施できなかった米国のように、医療費が高くて低所得層の人々が治療を受けられないということはありません。しかし、医療は特別な知識や技術と共に、高価な設備や器具を使うので、一般的には高額なサービスになります。まして大切な人の命に関わるようなことであれば、お金のことなど二の次にして医師にお願いするのではないでしょうか。

私たちが家や車や貴金属といった高額な商品を買う場合、十分に満足のいくものなのか品定めをし、少しでも安くと、価格交渉をするのが一般的です。医療も高額なサービス商品ですので、本来ならサービスの質をチェックし、価格交渉をしてしかるべきです。しかし、病院の支払窓口で「高いので、少しまけてください」と交渉している人を私は見たことがありません。10円でも安い卵を求めて、隣駅のスーパーまで行く主婦でさえ、です。

これは医療のサービス料が法律で定められているので、「値切れない」と思っていることと、一般市民には馴染みのない難しい言葉を使って、特別なことをして命を救ってくれたのだからサービスの内容にとやかく文句を言っては失礼になる、との日本人的思考から来るのだと思います。

しかし、日本の医療は自由主義経済の中にあるサービスなのですから、市場原理主義の影響を受けるのも間違いのない事実です。

日本では、命に関わる高額な治療は、個人の自己負担額に上限が設定されているので、いくら高くてもその治療が受けられないということはありません。しかし、美容整形のように命に関わらないものや、他の安価な方法もある治療などは保険適用外となり、米国のように「高額なサービス料」が請求されます。それでも支払える人はそのサービスが受けられますが、支払えない人がその医療サービスを受けられないのは、いい車が欲しいと思っても全員がベンツに乗れるわけではないのと同じです。

治療に関する本質的なことは、「医師の指示に従う」のがよいと思いますが、医師には感じられない痛みや不安や自分の生き方にも関わる主義主張などは、まずははっきりと医師に伝えるべきです。その上で、医学上問題のない地点までお互いに歩み寄るのは、医療サービスを提供する側と、それを受ける側との自然な形であると私は考えます。

実際、私は、主疾患の治療薬によって胃が荒れることを想定して医師がセットで処方する胃粘膜保護剤は「私は胃が荒れないタイプなので不要です」と、薬剤師経由で医師に確認していただき、もらわないようにしています。

また、特別なもの（免疫系に作用するようなデリケートなものは、それまで使っていたものを希望するかもしれません）でない限り、「ジェネリックがあればジェネリックにしてください」と伝えます。私はまだ慢性疾患の治療薬は処方してもらったことがありませんが、降圧剤や血糖降下剤を処方してもらうようになったら「値が安定していたら90日処方をお願いします。途中で心配なことが起こったら、オンライン診療を予約して先生に相談しますので」と言うと思います。

治療は医師任せにしないで、自分も医療のことを勉強し、医師と対等なコミュニケーションができる自分でありたいと思うのです。

かつてＮＨＫで『総合診療医ドクターＧ』という番組がありました。あれを見ていると、「総合診療医の何と素晴らしいことよ！」と思ってしまいます。しかし、あの番組のように難解な疾病を見事に確定診断に導くことは、患者からの正確で多岐に渡る情報と、医師の鋭い観察力や検査結果によって得られた情報を基に、アルゴリズムと感性を駆使して洞察する芸術のようにも思います。

総合診療医は専門医ではないので、日本では決して高く評価されないのですが、私の主治医にはこのような方になっていただきたいと思うばかりです。

これからの病院のかかり方

新型コロナウイルスの世界的感染爆発という前代未聞の出来事により、これまでの考え方や対応の仕方が大きく変わる時代を迎えました。

「緊急事態宣言」の発出や医療現場の逼迫もあって、多くの方が、①マスクの着用②うがい・手洗いの励行③会話する際の距離や室内環境の確保に努めた結果、風邪やインフルエンザの感染で病院を受診する人は例年の100分の1に減ったそうです。

いかに正しい感染症予防の励行が有効であるかを示す好事例だと思います。

また、お互いの顔を見ながら携帯やパソコンで問診をする「オンライン診療」の規制が、今回の新型コロナウイルス感染症の拡大によって、「時限的」という条件付きですが緩和され、最初からオンラインで医療機関を受診することが可能となりました（令和2年4月10日発令）。

これは画期的なことであり、新型コロナの感染を機にこの方式が普及すれば、「時限的」も撤廃され、日常的にオンライン診療が行われる時代が来ると思われます。そのようになれば、医療はもっと身近なものになり、かかりつけ医は私たちの「ライフアドバイザー」になるのではないかと、私は考えます。

その際に重要なのは医師とのコミュニケーションです。医師と患者とでは持ち合わせている医療情報が格段に違うので、会話をしても同じイメージを持つことが難しいとされています（これを医療情報の非対称性と言います）。したがって、受診する際には、漏れのないように「医師に伝えたいことをあらかじめメモしておく」のがとても重要です。

この点では、『ほぼ日刊イトイ新聞』が発行している「Dear DoctorS（ディアドクターズ）ほぼ日の健康手帳」の「はじめて病院に行くときにまとめておくとよいこと」は本当にお勧めです。

①今日はなぜ病院に来ようと思いましたか。②なかでもいちばん困っていることは

なんですか。③その症状は、いつからつづいていますか。④それはなにをするとなるような気がしますか。⑤それはなにをするとよくなるような気がしますか。⑥これまでに同じような症状で、別の病院に通ったことがありますか。⑦今日これだけはやってほしいと思うことは何ですか、の7項目です。

病院の医師は忙しそうに見える（実際忙しいことは多いのですが）ので、日本人は医師に時間を取らせるのは申訳ないと思うのか、医師の説明がよくわからなくても相槌を打ったりしますが、その必要はありません。医師にとっても重要なのは、内容を患者さんに正しく理解していただき、本人の責任で判断や選択をしていただくことなのですから。医師に何度も聞き返すのは気が引けるという人は、看護師さんや家族で詳しい方に説明してもらうのもよいでしょう。

インターネットやオンライン診療の普及により、病院のかかり方も大きく変わります。自分が信頼できるかかりつけ医を持ち、自分が伝えたいことを事前に携帯やメモに整理しておくことは、かかりつけ医の問診を助け、より良い医療を受けることにつ

オンライン診療のイメージ図

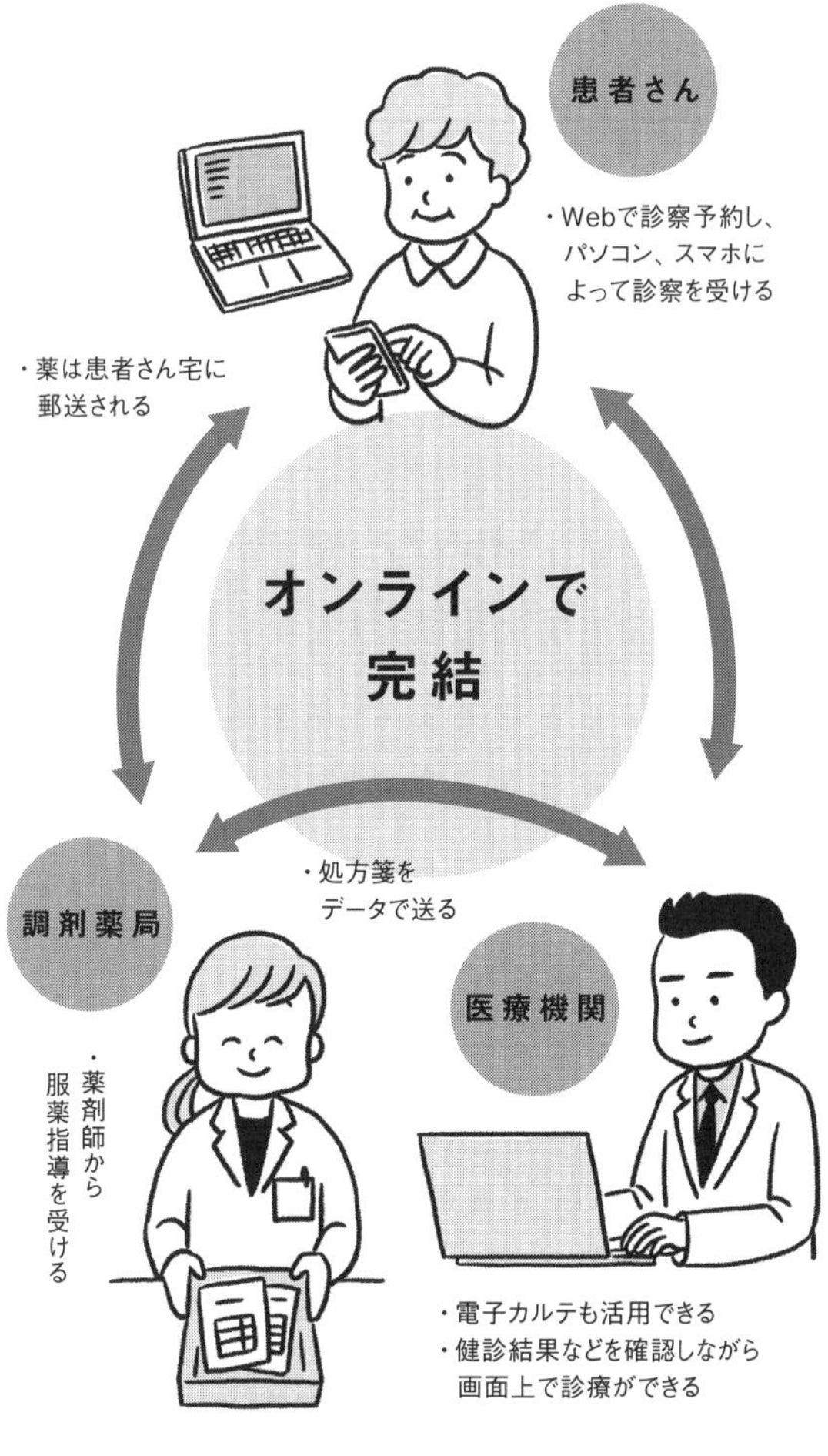
患者さん
・Webで診察予約し、パソコン、スマホによって診察を受ける
・薬は患者さん宅に郵送される
オンラインで完結
・処方箋をデータで送る
調剤薬局
・薬剤師から服薬指導を受ける
医療機関
・電子カルテも活用できる
・健診結果などを確認しながら画面上で診療ができる

ながりますので、是非試してみてください。

あなたが医師に預けるのは下駄ではない

私が最初に予防医療のコンサルティングをさせていただいたのは富士フイルム健康保険組合でした。リタイアした60歳以上の方々を対象に「いきいき健康塾」を開催させていただいたのが最初の仕事でした。

20年前の健康保険組合は「別途積立金」という健保の貯金も潤沢で、健保に対するコンサルティングの需要はゼロという時代でした。そんな中、産業医も参加した講演会で「予防を医療従事者にだけ任せておいてはいけない」「これからは自分の健康は自分で守るためにも、医師と対等に会話するだけの医療情報を持たないといけない」と話しました。

講演会終了後の懇親会の席で、産業医が私に近づいてきて「言いたい放題言ってくれるじゃないか」と切り出してきたので、てっきり叱られるかなと思ったら、「そうでない医療従事者もいるからね」と言った後で、「でも、君の言っていることは正しい」と私の主張を受け入れてくれました。

これがきっかけとなり、「将来の医療費の増加に対する手を打っておきたい」と、医療費がかかる高齢者の発症／重症化予防および健康増進を目的とした「いきいき健康塾」が始まりました。健保のコンサルティングはこれが初めてなので、商材もなければ、実績もゼロでした。

高齢者に案内を出した時の反応が今一つだったので、不安になった健保の常務理事が「鈴木さん、うまくいきますかね？」と聞いてきました。私は「やったことがないので、うまくいくかどうかはわかりません。しかし、うまくいくように最善を尽くしますので、心配しないで見ていてください」と、常務理事が得心しない返答をしたことを覚えています。

ＰＲには、その前年、75歳でエベレスト登頂に成功した三浦雄一郎氏の講演会を開催しました。会には２００名以上集めたのですが、第１回の健康塾は40名からのスタートでした。しかし、その後、参加者は毎回増え、私たちの手を離れる時は130名を超える盛会となりました。

そんな中、いつも元気なご婦人の元気のなさが気になり「何か心配事でもあるのですか?」と尋ねると「夫ががんになったんです」との返答。さらに、「お医者さんからいろいろ説明されたのですが、私にはよくわからないので、先生に下駄を預けました」と言うではありませんか。「Aさん、あなたが先生に預けたのは、下駄ではなく、ご主人の命ですよ。本当にその先生でいいんですか?」と確認をしました。そして、「がん治療は、医師や施設で差が出ることが少なくありません。今なら情報を集めて、一番良いと思える医師や施設を選ぶことができますが、どうしますか?」と、言葉をつなぎました。

その後、その夫人とは何度か面談し、ご夫婦揃って納得していただける病院で手術を受け、手術も成功したと、喜びのご連絡をいただきました。

自己責任の文化が成熟している米国では、がんになると、まず、本人や家族が図書館等で診断されたがんについて調べるのが一般的です。最初から全てを医師に委ねるようなことはしません。自分の命に関わることだからです。

前・日本対がん協会常務理事で、元みずほ信託銀行副社長の関原健夫氏は、ご本人もがんになり、6回の手術を受け、がんから生還した方です。その内容は『がん六回人生全快』（講談社）に詳しく書いてあります。

ご本人に直接お会いしてお話を伺う機会がありました。その時彼が「がん患者は、がん治療している時以外は、普通の人生を送れるのですが、そう思えない人が多い。ここが問題です」と言っておられたのがとても印象的でした。「がん治療以外は普通の人生」、深い言葉だと思います。

あなたにとって良い病院・良い医師の選び方

女性が美容師や美容院を選ぶ、あるいは男性が大事なお客さんを接待する割烹店を選ぶ時、何を基準にするでしょうか？

モノの価値は価格当たりの満足度で表されます。サービスも同じです。美容師のテクニックもさることながら、楽しい会話でアッという間に時間が過ぎ、美容室を出る時は見違えるように変わった自分の心も満たされ、「またこの美容院に来よう！」と思うのではないでしょうか？　絶対的自信をもって接待に選ぶ割烹店も、料理は言うに及ばず、女将のおもてなしや店の雰囲気も全て二重丸なのではないでしょうか。

高額なサービス業である医療も同じだと、私は思います。

最近ではそのことに気づき、ホスピタリティーを前面に打ち出す病院も現れ始めました（医療スタッフが「患者様」と呼ぶのには、私はいまだに違和感を覚えますが）。

２０１８年の「m3.com」のネットニュースによると、外科系医師の医療訴訟経験率は米国が24・3％（約４人に１人）、日本は13・7％だったそうです。医療は０％も１００％もない確率の世界なので、ある一定確率で好ましいことも、好ましくないことも起こります。日本も、リスクのある検査や手術を行う前に本人や家族に説明すると共に「承諾書」を取るようになったのは、訴訟が増えてきたことも関係していると思います。

そんな中、医療訴訟の多い米国で、ほとんど訴訟が起こらない病院があります。ミネソタ州に本院があるメイヨークリニックです。米国の病院ランキングで毎年１位２位に入り、オバマ大統領が「アメリカの医療が模範とすべき病院」と名指しで絶賛したことから、その知名度はさらに高まったと言われています。

メイヨークリニックで訴訟が起こらない理由は、患者がいつでも自分のカルテにスマホからアクセスができ、内容の修正を要求する権利も持つようなオープンシステムだからです。その原点は「医療行為を行う時、第一に尊重されるのは患者の意思」という考え方が徹底されているからです。
「カルテは患者のもの」という考えなので、患者はいつでも自分の治療履歴書であるカルテが見られるのです。医師と患者の間で時として起こる「記憶違い」「聞き違い」も、それがわかった時点ですぐに修正し、治療方針は他の診療科の医師チームも加わって総合的に症状を診断し、最適な治療法を探っていきます。ですから、短時間にして最善の治療方針が各科の優秀な医師チームによって決定されるシステムが誰に対してでも行われているのです。

したがって、メイヨーには全米から難病の患者が集まります。その結果、術後に死亡したり改善しないケースも当然ありますが、患者は「メイヨーでダメなのだから仕方がない」と、残念な結果でも訴訟を起こしません。

不安や不明な点があれば、自分で確認ができ、説明をいつでも求めることができるので、手術を受ける前から、その治療方針に納得し、自ら選択して、信頼できる優秀な医師チームにやってもらうのですから、その結果がどのようなものであっても「訴える」ことはしないのでしょう。

患者を中心としたオープンシステムが医療への安心と信頼を生み、チーム医療が医療の質を担保するのはすばらしいと思います。

以前、日野原氏に「良い医師とはどのような人を指すと思いますか？」と質問したことがあります。すると彼は「どれだけ目の前の患者さんに時間を使い、納得と安心を与えるかだと思います」と答え、「自由診療になりますが、私は遠くから診てほしいと来られる方に対し、静かな個室で一対一で30分（3万円）、または60分（5万円）の時間を使って必要な検査や関連する複数の先生方にその後の指示を出し、その場で今後の治療方針を完結させます。患者さんとその家族は皆さん納得し、安心して帰られますよ」と言っておられたのを思い出します。

私の医師選びの基準は、「①患者の状態や意向を聴いた上で、②納得のいく説明（それに必要な時間を使いながら）をしてくれる」です。

お金のかからない健康管理術

今回はズバリ、「お金のかからない健康管理術」です。

人は一生のうちで、男性は約２２００万円、女性は２４００万円の医療費を使うそうです。しかし、それは平均して使うのではなく、70歳を境に、その前半と後半で半分ずつ使うそうです。

私が子どもの頃、「今まで保険料納めてきたんだから、使わなきゃ損！」と言っていたお年寄りがいました。その時は「そんなものかな～」くらいにしか思っていなかったのですが、自分がその年になると「保険料、使わなきゃ損！」は「病院に行かなきゃ損！　病気にならなきゃ損！」と同じ意味であることに気づきました。好んで病気になる人などいないと思いますが、病気の治療に時間を使うことは、それ以外に使える時間が少なくなるので、病気にならないことこそが人生の価値を高めることになりそうです。

医療費を分析すると、加齢に伴って増えてくる病気があります。がんと動脈硬化性疾患と認知症やうつ病などの精神疾患です。これらの予防法については別の章でも述べましたが、要は、このような病気にならないように注意して過ごし、なってしまったら、医療費を必要以上に払うことなく治療を受ける方法を身に付けることが重要です。

1．医療費は節約できる

自由主義経済での物の価値は需要と供給の関係から変動するものなのですが、医療費はどうでしょう？　病院の会計窓口で治療費の交渉をしている姿は見かけませんね。医療は最も高額なサービス業の一つなので、ほんのわずかな知識と皆さん方の言動によって、年間数万円、節約できる場合があります。「無駄な出費は医療といえどもしたくない！」と思っておられる方は是非、試してみてください。

2. 薬のもらい方を主張する

治療が長期に続く慢性疾患では、「3か月分まとめてお薬をもらえる」ようになったことをご存じでしょうか?

たとえば糖尿病で治療をしている方で血糖コントロールが良好であれば、毎月病院に行って血液検査を行い、薬をもらってくる方と、3か月分の薬をまとめてもらって治療する方とでは、自己負担の3割分の支払いだけで、年間に約3万4000円ほどの差が出ます。症状が安定し、自分で薬の管理ができる場合は、通院時間も自己負担金も節約できますので、一度主治医に相談してみてください。3か月の途中でも病院は受診できますので。

3. ジェネリック医薬品を選択(ジェネリック希望表示カードを提示)する

特許が切れた薬は、他の製薬メーカーも自由に作ることができます。後から作る方は研究開発費がかからない分安く作ることができるので、ジェネリック医薬品は安いのです。「安い薬は効かないのでは?」と思っている方もおられるかもしれませんが、

カルシウム拮抗薬とアンギオテンシンII受容体拮抗薬(ARB)の合剤

一般名:テルミサルタン・アムロジピンベシル酸塩(1日1回1錠を1年間服用した場合)

商品名	薬価×日数	自己負担3割の場合
「新」ミカムロ配合錠BP	1錠160円×365日=58,400円	**17,520円**
「ジ」テラムロ配合錠BP	1錠70円×365日=25,550円	**7,670円**
	年間差額	**9,850円**

アンギオテンシンII受容体拮抗薬(ARB)

一般名:カンデサルタンシレキセチル(1日1回8mg錠を1年間服用した場合)

商品名	薬価×日数	自己負担3割の場合
「新」ブロプレス	1錠120円×365日=43,800円	**13,140円**
「ジ」カンデサルタン	1錠40円×365日=14,600円	**4,380円**
	年間差額	**8,760円**

「新」:新薬 「ジ」:ジェネリック

降圧剤や血糖降下剤など薬の主成分の作用機序が明確なものは、まず差がないと考えてよいでしょう。主成分以外の成分の違いが影響する可能性が考えられるものであっても、一度ジェネリックに変えてみて、以前のものとは差があると感じたなら、元の薬に戻せばよいのです。

薬によりますが、先発品(新薬)とジェネリックとでは、上の表のように、年間数千円の差が出るものもあります。通院時間と治療費が大幅に節約できる場合がありますので、薬の管理ができる方は、主治医に相談するのも悪くないでしょう。

信頼できる医療専門家を持つことの重要性

私は、予防で最も重要なことは「いつもと違う」と感じたら、すぐに（気軽に聴くがポイント）医療のことを知っていそうな信頼できる人に相談することだと思っています。

理由は、「いつもと違う」感じは、そのうち消えてしまうことが少なくないからです。明確な痛みのない病気は、このような、起こったり消えたりする違和感を繰り返しながら悪化していく場合があるからです。その時に、①違和感を覚えた日時②部位③何をしている時に感じ④何をした時に消えたかをメモしておくとよいでしょう。

前に述べたように、人は加齢に伴って、体のいい加減さが確実に拡大していく生き物です。しかし、その変化は少しずつ静かに進んでいくので、わかりにくいのです。ですから、自分の体から発信されるわずかな信号を「いつもと違う違和感」というレベルで感じる心構えが大事です。

これは、日常の行動や心の変化にも言えます。是非、「いつもと何かが違う」という感性を持ち続けてほしいと思います。

医療のことを知っていそうな信頼できる人が身近にいなければ、軽い感じで相談に乗っていただける医師を持つことをお勧めします。ちょっと敷居が高いと思われるかもしれませんが、時代が変わったのですから、ここは考え方も変えて「具合が悪くなったら（耐えきれないほど苦しくなったら）病院に行って治してもらう」から「悪くなりそうだと感じた時にアドバイスをもらい、悪く（ひどく）ならないようにするための方法を教えてもらう。そして、それで改善されないと思ったらすぐにその病院を受診する」がよいのではないでしょうか。

紀元1世紀頃の中国の医学最古典、『素問』には、「聖人（良い医者）は発病後ではなく、発病前に治す」とあり、7世紀の『千金方』には「上医は発病前に、中医は発病直前に、下医は発病後に治す」ともあります。要は、病気は火事と同じで、起こさないのが一番。次いで、初期段階で鎮める。最後が、間に合わないかもしれないと思いつつ処理をする、ではないでしょうか？

ひと昔前の医師は「偉そう」「恐そう」と感じる人もいましたが、インフォームドコンセントやセカンドオピニオンが浸透した今、そんな先生にお目にかかるほうが難しいように思います。ただ、医師は忙しい職業なので、事前に伝えたいことをメモでまとめておくことをお勧めします。こうすると聴きたかったことを忘れたり、病気以外の私的な事情にもアドバイスしていただけるかもしれません。

病気はそれだけで存在しているわけではありません。病気になっても厳しい日常や私的な事情が消えるわけではないので、そのような状況の中、どのように治療に取り組めばよいのかも忘れずに質問することです。少し大きな病院なら、その質問に親身になって寄り添ってくれるソーシャルワーカーと呼ばれる専門のスタッフを紹介してくれるかもしれません。

新型コロナウイルス感染の懸念から、電話やスマホで医療機関に相談や受診をする

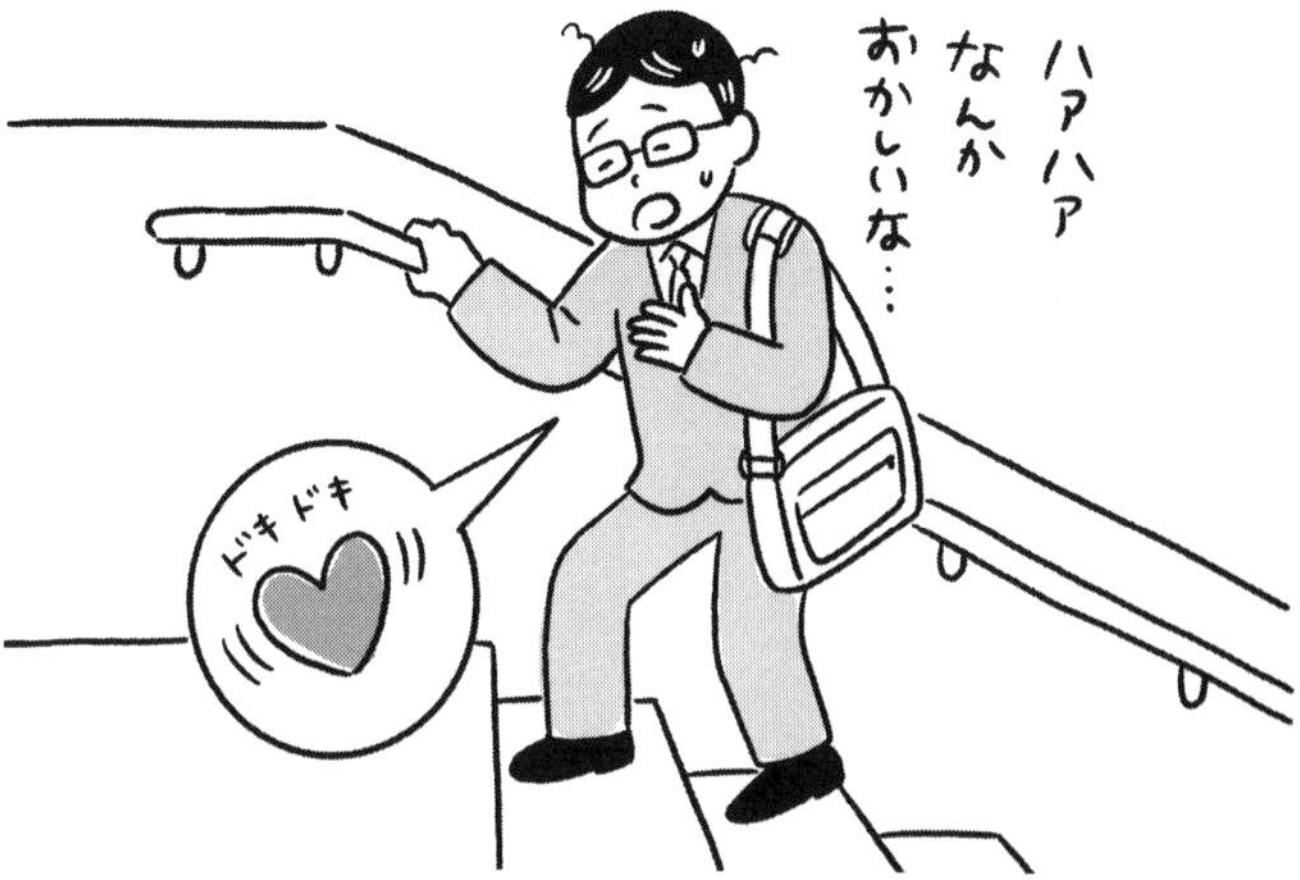

ことができる時代になりました。この「オンライン診療」は今後ますます普及していくのは間違いないと思います。

であれば、これまでの病院のかかり方や治療の仕方を根本から見直し、携帯で短時間に不安や問題を解決してくれる自分の身近な「ヘルスアドバイザー」「ライフアドバイザー」として、かかりつけ医との新しい関係を築いてはいかがでしょうか。

第4章

心の健康と死生観について考える

……悔いのない人生をどう生きるか？

ストレスに喝～ッ！

若い方は、期待や希望に満ちた新学期・新年度がスタートしてから1か月目の5月。「物事はなかなか思い通りにいかないな」と感じ始める頃でもあります。5月病は新入生や新社会人の心を狙っています。

ストレスが他の病気と違って治しにくいのは、原因の多くがその人の考え方や心の状態にあるからです。治療が長期にわたって、事業主側で欠勤扱いができなくなった場合、健康保険組合から長期傷病手当金というお金が支払われますが、その7割以上はストレスが原因です。

私たちは何かを見たり聞いたりすると、その刺激が神経を通じて脳に伝わります。犬の好きな人は犬が近づいてくるのを見ると「嬉しい・楽しい・心地よい」と感じ、嫌いな人は「嫌い・不快・恐怖」を感じたりします。二人に起こったことは「犬に出会った」ただそれだけですが、その刺激が脳に伝わると全く異なる感情が生まれたということです。それが自律神経やホルモンの分泌を刺激してストレス状態になる人と、「今日はラッキー!」と楽しく幸せな気分になる人に分かれるのです。

ある百貨店からの依頼でストレス調査をした時のことです。売り場の責任者である若手女子社員はお客様からの無理難題や、テナントのベテラン売り子からの要求を受け、頻繁にパニック状態になることがわかりました。それを取締役(男性)に伝えると「何だ、そんなことか」の一言でした。彼も若い頃、同じ売場で同じ仕事をしていましたが、全くストレスとは感じていなかったそうです。

「客とはそういうものだ」「テナントの要求を全て聞き入れるのは無理だ」と思って、できることだけを一生懸命にやっていたそうです。

もうお気づきかもしれませんが、私たちがストレスと感じるのは「本来は○○であるべきなのにそうなっていない」という、自分にとっては重要なことの「未完了」が原因となっている場合が少なくないのです。「お客様は神様で、顧客満足度(CS)

が大事だと社長も言っていた。責任者なら全ての人が満足する仕事をするべきだ」と強く思っていると、そうでない現実とのギャップに常に責められるようになります。すでに過ぎてしまったことまでそう考える人なら、なおさらです。

では、どうすればよいのでしょう?

答えは簡単です。①自分が今できることに集中し、今できないことは、今は考えない②他人と過去は変えられないので、過ぎたことは考えない③目の前にある全てを見たり聞いたりすることはできないので、自分にとってマイナスになるようなことは「見ない・忘れる・気にしない」ようにすることです。

私たちは、教育課程の中で、「自分を客観視する」ことを教えられ、物事を客観的に考え、周りの空気を読みながら発言し、自分のレベルをわきまえて行動する「大人」になっていきます。

しかし、心理学では「人生は、客観的に生きるよりも主観的に生きた方が生きやすい」が常識です。考えてみれば、私たちは誰かのために生きているのではなく、ただ

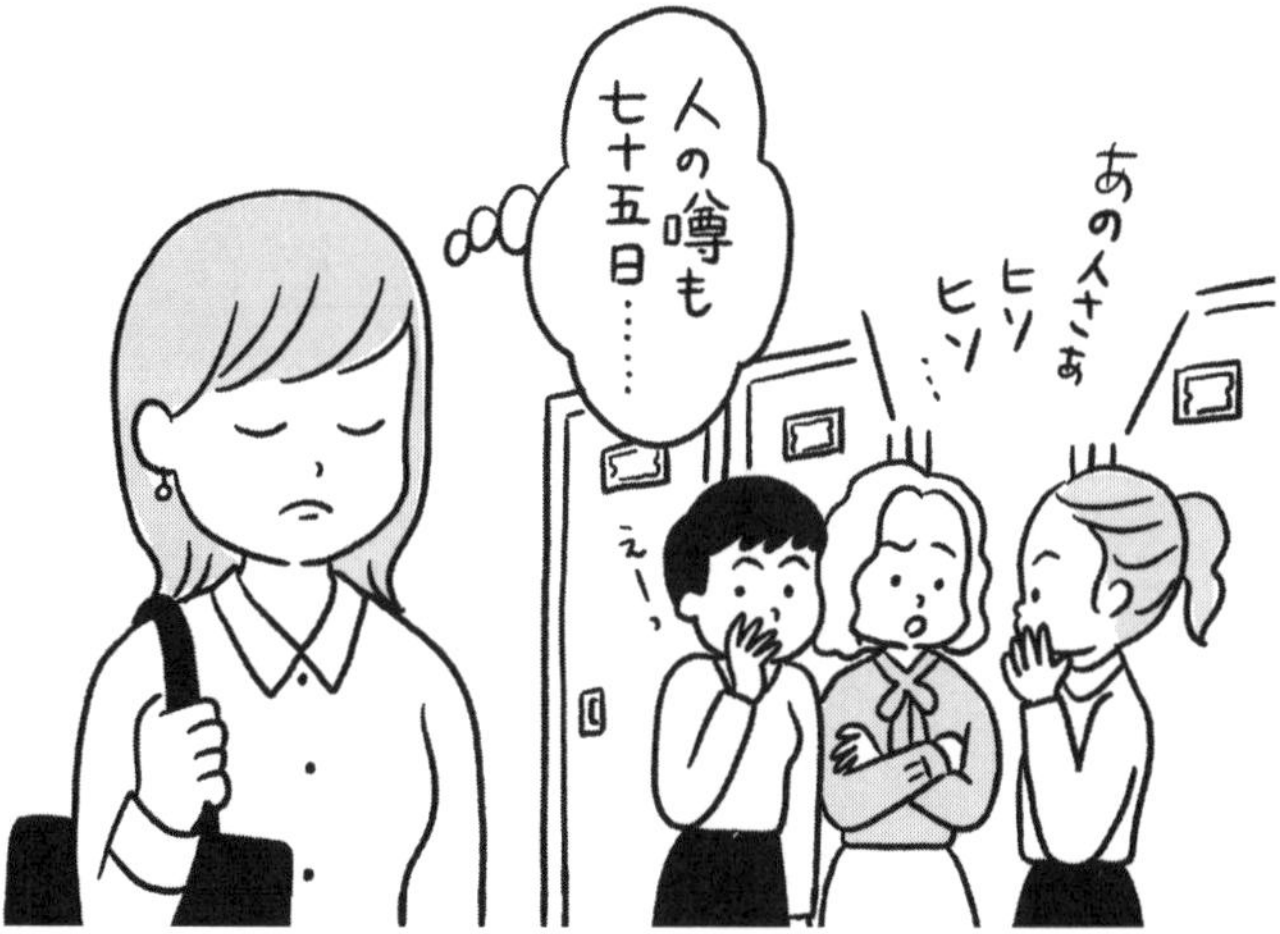

一度の自分の人生を生きているのですから、どう生きるかは自分で考え、自由に発言し、自由に行動するほうが自然のような気がします。

周囲から変な目で見られたり、心ないことを言われるのが嫌で、空気を読んでの言動をとる若者が増えてきましたが、人は自分に一番関心を持っているので、他人は言うほどあなたには関心を持っていないものです。

「人の噂も七十五日」です。あなたの人生なのですから、もっと主観的に生きてみてはいかがでしょう？

科学的にも「病は気から」と思う理由

1. ストレスの研究で気づいたこと

私は大学院の博士課程で、ストレスの研究をしていました。

小さい頃から多感でストレスを感じやすかった私は、ストレス状態になるとすぐに体調を崩す子どもでした。そのようなこともあって、私は小さい頃から、心と体の関係に興味を持っていたようです。

5年間の研究の結果、不安や恐怖といった精神状態は、劇的なホルモンや神経伝達物質の変動を誘導し、免疫系を著しく阻害することがわかりました。

たとえば、1匹のネズミを透明な飼育箱に入れ、その周りに猫を置きます。猫がどのようなことをしてもネズミは頑丈な飼育箱の中にいるので、触れることはできません。しかし、この状態が長く続くと、猫は何もしていないのに、ネズミの血液はドロドロになって、固まりやすくなり、胃の粘膜は荒れ、場合によっては胃に出血さえ起こします。そして、このような状態のネズミのお腹に腹水がん細胞を注入すると、通常の状態であれば、ネズミのナチュラルキラー細胞（ＮＫ細胞）が攻撃して増えることがない腹水がん細胞が急増し、ネズミは死んでしまうことがわかりました。

西洋には「胃腸は感情の共鳴板」という諺があります。感情の影響を受ける自律神経はホルモンの分泌にも影響を与え、ＮＫ細胞をはじめとする免疫細胞を元気にしたり弱らせたりすることも明らかになってきました。

ピッツバーグ大学がん研究所のサンドラ・レビ博士は「治る希望をもったがん患者の体内ではＮＫ細胞が増大して治癒を促進し、逆に治らないと悲観した患者のＮＫ細胞は減少して、治癒力がますます減退した」と発表して話題になりました。まさに「病は気から」の米国版です。

ストレスから解放されると、動植物はどのようになるのかを考えてみましょう。

１９８５年、つくばで科学万博が開催された際、思う存分根を伸ばさせて、養分を取りたい分だけ取らせたら、１本のトマトの苗からいくつのトマトが実るかという水耕栽培の実験が行われました。結果は1万３０００個の実が成りました。

トマトは土で育つのが自然だと思っていましたが、実際は、根を自由に伸ばすことができず、水分も養分も摂りたい分だけ摂れるわけではない、そういうストレスいっぱいの環境で育っていたのですね。

このようにストレスは、生物が本来持っている能力を阻害する側面が強いことがわかりました。特に複雑な思考や感情を持つ人間は、その心の在りようが時として強いストレスになり、自己防御の要《かなめ》である免疫をも阻害してしまいます。

2．心こそ大切なれ

私は人における最も強いストレスは「不安」であると考えます。特に原因のわからない「莫たる不安」は、手の打ちようがないので、ストレスの王様と言えるでしょう。

頭の片隅にいつも漠然とした不安があって、なんとなく心が晴れない、いつも心配している、石橋を叩いても渡れない、それはその人の考え方の「クセ」です。

『心配事の9割は起こらない　減らす、手放す、忘れる――禅の教え』（三笠書房）に書かれてあるように、このような人は、可能性としては存在するがほとんど起こらないマイナスの情報やカン違いや誤報を集めてきては、自ら収拾のつかない状況を作ってしまいます。しかし、いざやってみると「幽霊の正体見たり枯れ尾花」で、取り越し苦労がほとんどです。

東日本大震災や、今回の新型コロナウイルスのように、未来は何が起こるかわかりません。しかし、起こってもいないマイナスなことをかき集めて不安になり、胃潰瘍になったり、がんになりやすくなるのは愚の骨頂だと思うのです。

人は自由に考えることができるので、心配事の「先取り」も、希望を持ち続けることもできます。そう考えると、人は病気も健康も思考の段階で選択しているのかもしれません。あることをあるがままに受け止める心こそ健康の本質ではないでしょうか。

祈りが遺伝子に届く!?

新型コロナウイルスの渦中で迎えた2021年は、初詣もままならない状態で始まりました。こんな時だからこそ、「皆が健康でありますように……」と祈りたくなるのではないでしょうか。

祈りと健康の研究に関しては、白鳥哲監督の『祈り』という映画の主人公にもなった筑波大学名誉教授で、「心と遺伝子研究会」の代表も務める村上和雄氏が有名です。彼はパスツール研究所やハーバード大学の研究チームを抑え、高血圧を引き起こす原因物質の一つ「レニン」のヒトの遺伝子解読に成功し、ノーベル化学賞候補にもなった世界的研究者です。そんな彼はダライ・ラマとも長時間対談する天理教の熱心な信者であり、遺伝子を創った創造主の存在を「サムシング・グレート」と表現したことでも知られています。

遺伝子の専門家である彼は、何が遺伝子のスイッチをONまたはOFFにするのかを研究し、快い・楽しい・嬉しい・癒されたといった好ましい刺激と、ストレスと不安・悲しみ・恐怖・怒りといった不快な刺激（ストレス）がこのON／OFFを起こしていることを突き止めました。落語を聞いて大笑いするだけで遺伝子のスイッチがON／OFFし、血糖値が低下したり、うつ状態が改善するという興味深い内容です。

祈りの機会が多い人は、①目標達成率（成功率）が高い②周囲から大事にされる③生き方の軸がぶれないので不快な刺激を受けにくい④精神状態が安定している⑤病気になりにくく長生きする確率が高い、とする識者もいるほどです。

確かに、45億年もの時間をかけて生命を創った「サムシング・グレート」の存在に思いを馳せ、その長さを1年とすると0・56秒に過ぎない自分の一生を自覚するなら、メールの返事が遅いとか、同期が先に出世したとか、夫が服を脱ぎっぱなしにするとかはどうでもいいことになり、腹も立たなくなるのではないでしょうか。

私たちは喜怒哀楽を感じながら日々生きていますが、それを感じさせる源の多くは、良くも悪くも人間です。ストレス学でも、最も大きなストレスは身近な人との関係の悪化や崩壊であると言われています。その「自分と他人（人間）」という関係を「自分と神」「自分と自然」「自分と宇宙」といった関係に変え、平静の心を与えてくれるのが、思考範囲を一気に広げてくれる「祈り」ではないかと私は考えます。

私たちは生きていく過程の中でさまざまな困難に出会います。その時、心は乱れ、脈拍は増加し、頭が真っ白になり、何もできなくなったりします。通常の精神状態なら、わけもなく最善と思われる行動ができるのに、です。自らブレーキをかけてしまうこのような現象は、私たちの体を守ってくれている免疫でも起こります。ストレスを感じた脳が免疫を抑制するホルモンを分泌してしまうからです。

なぜ、私たちの心や体がこのようなことをするのかは、まだよくわかっていませんが、私たちの望まない結果になることだけは確かです。であれば、どのようなことが起ころうとも、自らの能力が１００％発揮されるよう、心を穏やかに保つことが重要だと多くの方は気づかれるでしょう。

日野原氏は日本赤軍による「よど号ハイジャック事件」の飛行機に乗り合わせていた一人です。ハイジャックとわかった時、脈は高鳴ったそうですが、同時に、ガリラヤ湖で舟が揺れて弟子たちが騒いだ時に、キリストが現れ「心を静かにしなさい」と言ったシーンも浮かんできたそうです。そして、赤軍派の人が「本を読みたい者がいたら貸す」と言って手にした『カラマーゾフの兄弟』を5冊借りて読み始めると心が静かになり、その後は「どうしようもない」と冷静な心でいたそうです。

日野原氏が師と仰ぐウィリアム・オスラー博士は『新訂　平静の心：オスラー博士講演集』（医学書院）の中で、どうしたら平静の心でいられるかに言及しています。オスラーは「明日を思い煩わず、過去を忘れて、今日に生きよ。現在を、今日を誠実に、真剣に、先を考えずに生きることが、未来への唯一の保障となる」と講演の中で語ったそうですが、「まだ、起こってもいない先のことを考えすぎない」ことは、平静の心を得るために最も重要なことと言ってもよいでしょう。

大自然の前では、人は「人事を尽くして天命を待つ」存在でしかないのでしょうね。

心が喜ぶ生き方と健康
~悔いのない人生をどう生き切るか？~

以前、A社の健康支援をさせていただいた際に「減量・禁煙推進運動」のチャンピオンになったBさんは、半年間で禁煙に成功し、体重も20キロの減量に成功しました。

「どうしてここまで頑張れたと思いますか？」と伺うと「結婚のためです！」とキッパリ。目標を定め、有言実行でそれをやり切ったBさんからは、誠実さと自信に裏打ちされた頼もしさが伝わってきて、「これなら結婚できる」と思ったのを覚えています。

このように、体型や健康習慣は心とつながっており、まさに「健全な肉体に健全な精神が宿る」と、私は考えています。

誰かのために自分を律し、精神的肉体的健康管理ができる人は、イザという時も頼りになると感じる読者は少なくないと思います。

ところで、皆さんはなぜ健康でいたいのでしょうか。少し、考えてみましょう。

大病を経験した方はピンとくるかもしれませんが、西洋の諺に「健康は全てではない。しかし、健康を失うと全てを失う」というのがあります。まさに、健康とはそのようなものなのでしょう。そして、全てを失うとは「生きることも含めて、やりたいことができなくなる」ということです。

皆さんはやりたいこと、やっていますか？　もし「できていない」という人がいたら、それは決して健康的な生き方ではないのかもしれません。

釈迦は法華経という経典に、人の生き方は「衆生所遊楽」と説いています。すなわち、「遊び戯れるがごとく、楽しみながら生きなさい」ということです。この影響を受けたかどうかはわかりませんが、高杉晋作は死の直前に「おもしろきこともなき世をおもしろく」と歌っています。この世の中はさほどおもしろいものではないので、自分でおもしろく生きるのがよいということなのでしょう。

私たちは、無意識に自分を他人と比べて客観視（偏差値・収入・役職等）しようとします。そして、周りの人からおかしいと思われないような言動をしようとします。

客観的に考えることを教えられ、客観的に生きるクセを身に付けた現代人は、お互いに「空気読み過ぎ」関係を作り、生きにくい時代を作っているのではないでしょうか。

105歳の天寿を全うされた日野原氏は、聖路加看護大の最初の授業で「あなたは、余命3か月と宣告されたら、これまでの生き方を続けますか？」と学生に質問するそうです。そして、「もし、違うと思うのなら、今からでも別の生き方を選択したらいい。ただ一度の人生を、悔いなく楽しく生きる選択はあなたにしかできないからです」と言っていたそうです。

人生は選択の連続です。情報が自由に取れる現代は、予防が可能な生活習慣病や、考え方でコントロールが可能なメンタルも、自ら選択していると言えるでしょう。

私は、人は生かされているのではなく、何でも自由に選択できる世の中で、自ら選択して生きていると考えます。「誰かが何かをしてくれない」という生き方から、だからこそ「自分が楽しくなるような仕事のやり方、余暇の過ごし方を私が選択する」生き方に、今から変えてはいかがでしょうか？

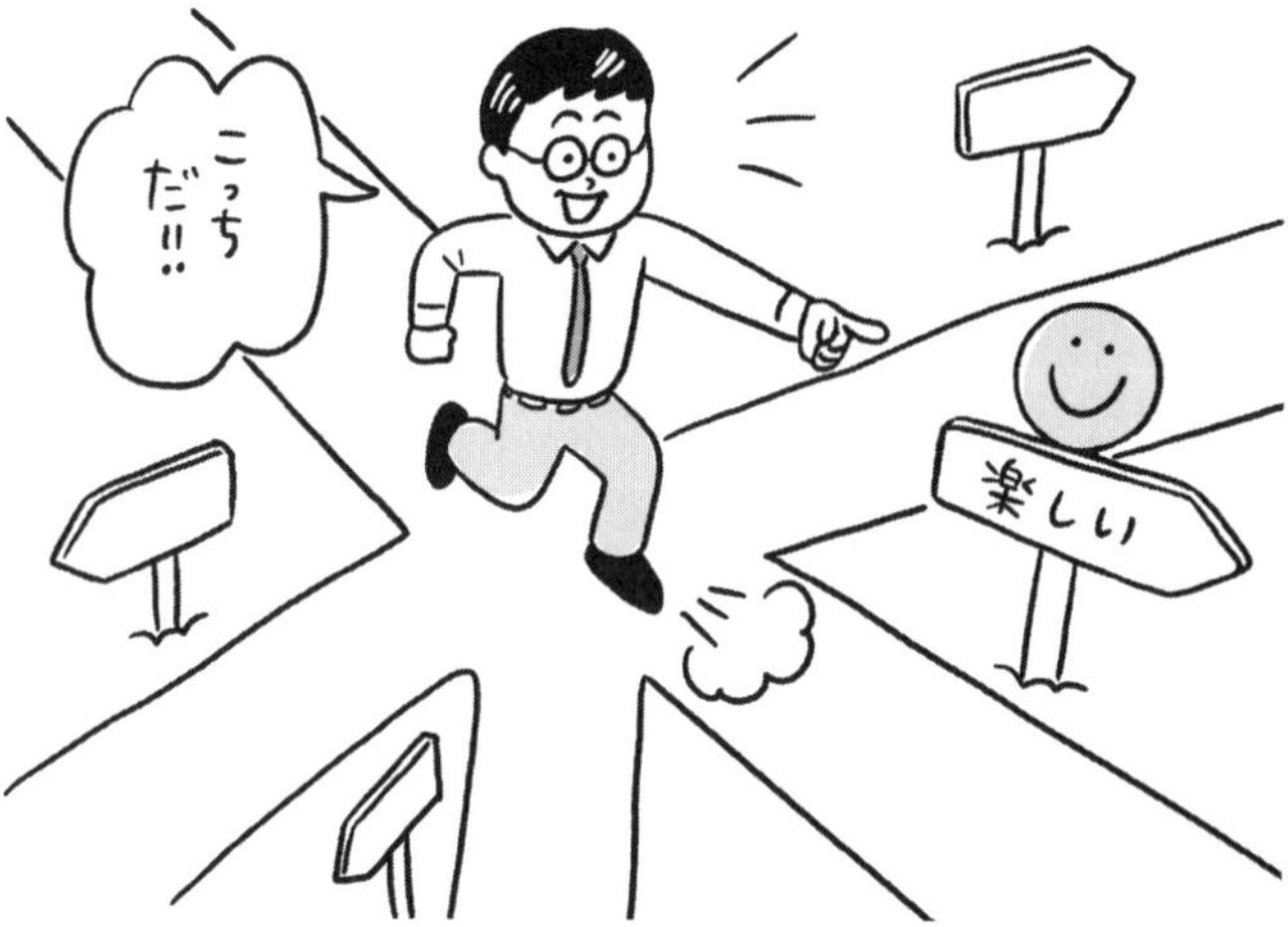

私は35歳の大病を機に「夫・父親・上司たるものかくあるべし」という生き方を手放し、「自分の心に正直に生きる」生き方に変えました。

そうした後も人生に起こる波風はさほど変わりませんが、以前とは比べものにならないほどラクに生きられるようになったと感じています。

人はなぜ病気になり、死ぬのか？

会社の設立1周年記念に、日野原氏にスパウザ小田原（現ヒルトン小田原リゾート&スパ）で記念講演をしていただいた時のことです。医師である彼が聴衆に向かって「医師は患者さんを死なせないために治療をしますが、この勝負、医師の全敗で終わります。なぜなら、人は死の種を持って生まれてくるからです。生に限りがあるのなら、より長く生きようとするのではなく、より良く生きようとすることが大事なのではないかと、私は思います」と言っておられました。

私たちが苦しい時に使う「四苦八苦」は仏教用語です。四苦とは「生老病死」を意味し、生きているがゆえの苦しみ、老いていく苦しみ、病む苦しみ、そして死なざるを得ない苦しみだそうです。この苦しみは誰も避けては通れない、人が生まれつき持っている「種」、あるいは「自然なこと」です。

自然現象の中に私たちは生きていて、晴れることも、雨が降ることもその一つです。今の日本人は「雨は嫌だ」という人は多いかもしれませんが、雨の少ない地域では「恵みの雨」となり、日照りが続くと「雨乞い」の祈りまでするではありませんか。要は、晴れが良くて雨が悪いのではなく、起こるべきことが自然現象として起こっている、ただそれだけなのです。「生老病死」も同じです。

この「生老病死」は人間ばかりでなく、夜空に瞬く星々(自ら光ることができる太陽のような恒星)にも起こっています。宇宙の塵やガスが互いの重力で引き付け合い、内部の温度が10万~100万度になった恒星は光を発すると同時にさらに収縮し、内部の温度が1000万度くらいになると、水素原子核の融合が始まります。核融合のエネルギーは他の水素やヘリウムの核融合を誘引しますが、やがては燃え尽き、引力を失い、巨星となり、最後はまた宇宙へと散っていきます。

このように、秩序あるものが例外なく無秩序な方へと変化していくことを「エントロピー増大の法則」と言います。この法則は宇宙に存在する全てのことに当てはまるので、秩序を持って生命活動を営んでいる私たちの体もこの法則に従って機能が低下し、最後には生命活動を営むことができなくなるのです。

ところが、このエントロピー増大の法則に逆らう方法を生命は手に入れました。それは「生殖」です。私たちのエントロピーは時間と共に増大し、最後には生命維持の秩序さえも保てなくなって死んでいくのですが、私たちの精子と卵子が合体した「受精卵」は、その瞬間にエントロピーがリセットされ、最も秩序だった細胞として分裂と分化を繰り返し、親と同じような生命体となります。それはその後も繰り返されるので、人を含めた生命体は、循環小数のように「生老病死・生老病死……を繰り返しながら流れていく」と表現した方がしっくりくると思うほどです。

日野原氏は、生前、『葉っぱのフレディ』をミュージカルにして、子どもたちと一緒に演じていました。死を恐れていたフレディが枯れて落ちた雪の上は、やわらかくて意外と温かい場所という設定です。その雪は春になると溶けて小川へと流れていくのですが、フレディはその水に混じり、土に溶け、木々を養い、若芽を育てるエネルギーになっていた、というストーリーです。

大自然の設計図は寸分の狂いもなく「命」を変化させ続けて、また、春が巡ってきます。

人の命も全く同じです。

私たちの体は約60兆個の細胞でできていますが、一定の数の細胞が死に、一定の数の細胞が生まれるという動的平衡状態で存在しているのが私たちです。したがって、厳密に言えば、昨日の自分と今日の自分は全く同じではなく、体の中では常に生死・生死が繰り返されているのが私たちなのです。

生命を「宇宙の法則に従って存在しているもの」と捉えると、いたずらに死を恐れたり、ちょっとしたことに腹を立てることのいかに小さきことか。

「より長く生きるのではなく、より良く生きるのです」との日野原氏の言葉が思い出されます。

『ただ一度の人生、悔いなく楽しく！』生きようではありませんか。

「2025年問題」を考える

「２０２５年問題」とは、戦後のベビーブーム世代（「団塊の世代」）が２０２５年に75歳以上の後期高齢者に到達することを言います。

なぜそれが問題なのでしょうか？　それは、人が一生涯で使う「生涯医療費」の半分を70歳以上の人生で使い、そのピークが75～79歳にあるからです。

次ページの図のように、加齢に伴う生涯医療費と、ＮＫ活性で見た免疫機能の推移は、全く逆のカーブを描いていることがわかります。

ここから考えると、人は性成熟期を頂点に、免疫による「自己防御」や「自己修復」機能が低下し、その結果としてさまざまな病気を発症し、医療費が増加するようにも見えます。もし、この見方が「当たらずといえども遠からず」であったなら、それはエントロピー増大の法則に従った、極めて自然な現象なのではないでしょうか。

生涯医療費とNK活性の推移（データに基づくイメージ図）

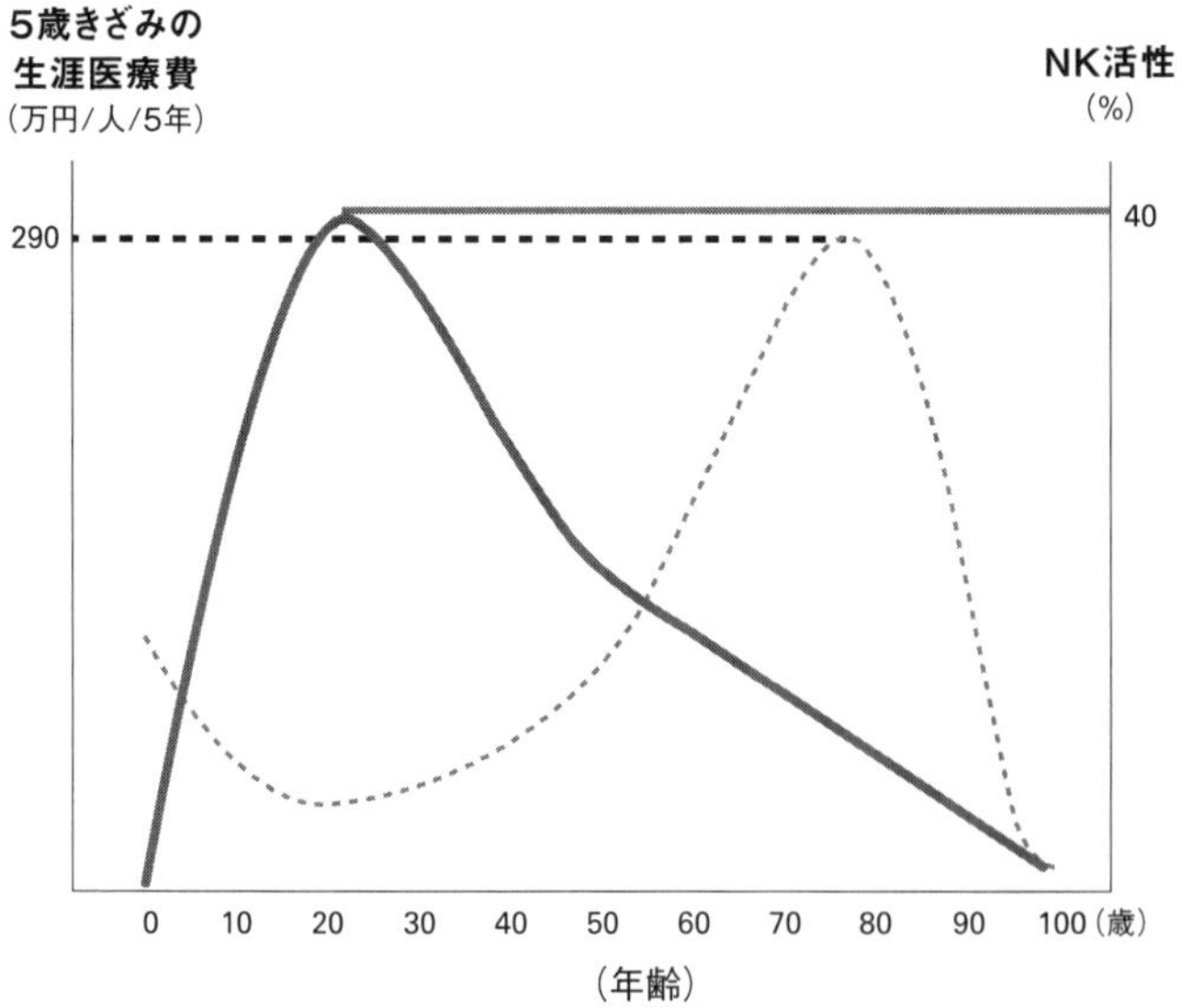

私が予防医療の会社を起業するきっかけとなった米国の専門看護師の「日本では高額な透析の医療費を誰が出すのか？」という強烈な質問を、私は今でも忘れることができません。

「国民皆保険制度」は世界に誇れる制度であると私も思います。しかし、自由主義経済を中心に回っている日本において、人口構成が大きく変わってきた今、この保険制度も時代に即したものに変えなければ、日本全体がそのギャップに苦しめられることは明白です。

そのためには、まず、健康に対する考えと、死に対する考えを見直すことが必要ではないかと思うのです。理由は、「自然現象を医療で変えることはできない」からです。

人の動脈硬化も糖代謝異常も加齢に比例して美しい形で推移（悪化）するのを見るに至っては「これこそが自然であり、この基本形を変えるのは不自然」とさえ感じました。

不老不死の薬はなく、『100万回生きたねこ』（講談社）も実際にはいないのです。であれば、どのように生きて、どのように終わるのかを考えて生きた方が悔いのない人生を送れるのではないでしょうか?

そのためにも多くの日本人が持っている「死は良くない」という考えを一旦手放し、「人も細胞も『生・老・病・死』を繰り返し、常に変化しながら動的平衡状態として存在し、その平衡状態が崩れた時、個の消滅が確定する。しかし、集団の動的平衡状態は継続する」といった生命観に変えてはどうかと思うのです。

医師として、哲学者として、そしてクリスチャンとして生と死を見つめ続けてきた日野原氏も生前、「人は加齢に伴って血圧も血糖もコレステロールも高くなります。がんにもなりやすくなります。しかし、90歳を過ぎて最期は老衰で亡くなったなら、それは問題なのでしょうか」と言っていました。

また、「がんもその人の寿命を短くすることなく大きくなるのであれば、がんと一緒に生きたってよいではありませんか。血圧やコレステロールが高いのであれば、それらが血管に悪さをしないように、穏やかに生きればよいのです」とも。

新型コロナウイルスの感染拡大により、一部では医療崩壊状態に陥った今だからこそ、医療と健康と死と医療経済とを見つめ直してはどうかと思います。

Column 良いストレス・悪いストレス

ストレスは自然な生理現象の一つであり、それ自体は良いものでも悪いものでもありません。ストレスが良いものになるか、悪いものになるかは、その後の考え方と対処法によるのです。

「良いストレス（これをオイストレスと言います）」は、たとえるなら恋をしている時や徒競走のスタート前の「ハラハラ・ドキドキ」と言えるでしょう。したがって、「良いストレス」の定義は「楽しめるハラハラ・ドキドキ」や「成長につながる刺激」と言えるかもしれません。「ピンチはチャンス」「障害は飛び越えるたびに強くなる」と考えることができるようであれば、それは良いストレスと言えるでしょう。

逆に「悪いストレス」は、「どうしよう！」という感情に押し潰され、冷静に考えられなくなり、行動できなくなってしまうようなストレスです。この最悪の結末は「絶望」です。

楽観主義で有名な実験心理学者のマーティン・セリグマンは『オプティミストはなぜ成功するか』（講談社）の中で、「絶望的な犬を作る実験」を紹介しています。そして、同時に、「絶望に対する免疫を持った犬」ができることも。この２匹の犬を分けているものが「完全に諦めるか・完全には諦めないか」の微妙な差しかないのは、とても興味深い点です。

いずれにしてもストレスをオイストレスとして扱うには「疲弊するほど頑張らない」と「完全には諦めない」の二つが重要です。

実社会は、それまで学んだことが通用しない「例外」や「理不尽」や「不条理」に溢れています。自分で対処できないことは「誰かに相談」が一番。

第5章

医療保険者と国民皆保険制度の在り方を考え直す

……その問題点と解決策

医療保険者はやるべきことをやってはいるが、効果的なことをしていない

「医療保険者」というとピンとこない方もおられると思いますが、国民皆保険制度を採用している日本では65歳以下の人であればどこかに加入していないといけない医療保険を運営している団体のことです。

医療保険はサラリーマンを対象とする「健康保険」、船員を主な対象とする「船員保険」、公務員や教職員を対象とする「共済組合」、健康保険・船員保険・共済組合に加入している労働者以外の一般住民を対象とする「国民健康保険」があります。これらの保険を運営するのが医療保険者です。国民健康保険は市（区）町村が運営団体になりますが、それ以外は健康保険組合や協会けんぽや各種共済組合が専門団体として運営をしています。

医療保険者の主な仕事は二つです。一つは加入者が病気やケガをした時の医療費の

支払いや、出産・死亡・休職などの時に手当金を支給する「医療給付」という仕事です。もう一つは、加入者の病気の予防や早期発見のための健診（検診）や、健康増進のための情報提供を主とする「保健事業」です。

健康保険事業の企画立案は厚労省の保健局が行うことになっているので、医療保険者は厚労省からの指示や方針に従って「医療給付」と「保健事業」を行う厚労省の出先機関、あるいは厚労省の下部に位置する「公法人」的性格を持っています。

厚労省で企画立案された施策は、日本人に対する平等な施策として、状況が異なる医療保険者に下りてきます。

多くの都道府県は「国からの指示なので」と、自分たちの現場には合わない方針であっても、それに従おうとします。その結果、最適行動が取れない場合が少なくありません。この背景には「責任を取りたくない日本人の気質」が見え隠れしているように私には感じられます。

新型コロナウイルスの拡散をいち早く食い止めた和歌山の仁坂吉伸県知事は、感染症法の第三条の（国及び地方公共団体の責務）の中の第2項「国及び地方公共団体は、地域の特性に配慮しつつ、感染症の予防に関する施策が総合的かつ迅速に実施されるよう、相互に連携を図らなければならない」や、第10次地方分権一括法の基本的考え方「地方分権改革の推進は、地域が自らの発想と創意工夫により課題解決を図るための基盤となるものである」を根拠に、リスクを取って英断を下した素晴らしいリーダーだと私は思います。

20年間、医療保険者の現場を回って感じることは、保健事業の支援を必要とする対象者や集団は千差万別で、画一的な保健事業では功をなさないということです。

したがって、責任者は現場に合った施策を創意工夫し、課題解決を図る責任があると思うのですが、それをしたがらない方も少なくありません。それは、私には、「国から言われたことはするけど、それ以外、自分に責任が及ぶようなことはしたくない」と主張しているように見えます。

ある健保では主要な仕事の一つである「保健事業」の予算は全体の4％。しかもそ

B健保の平成21年度支出決算

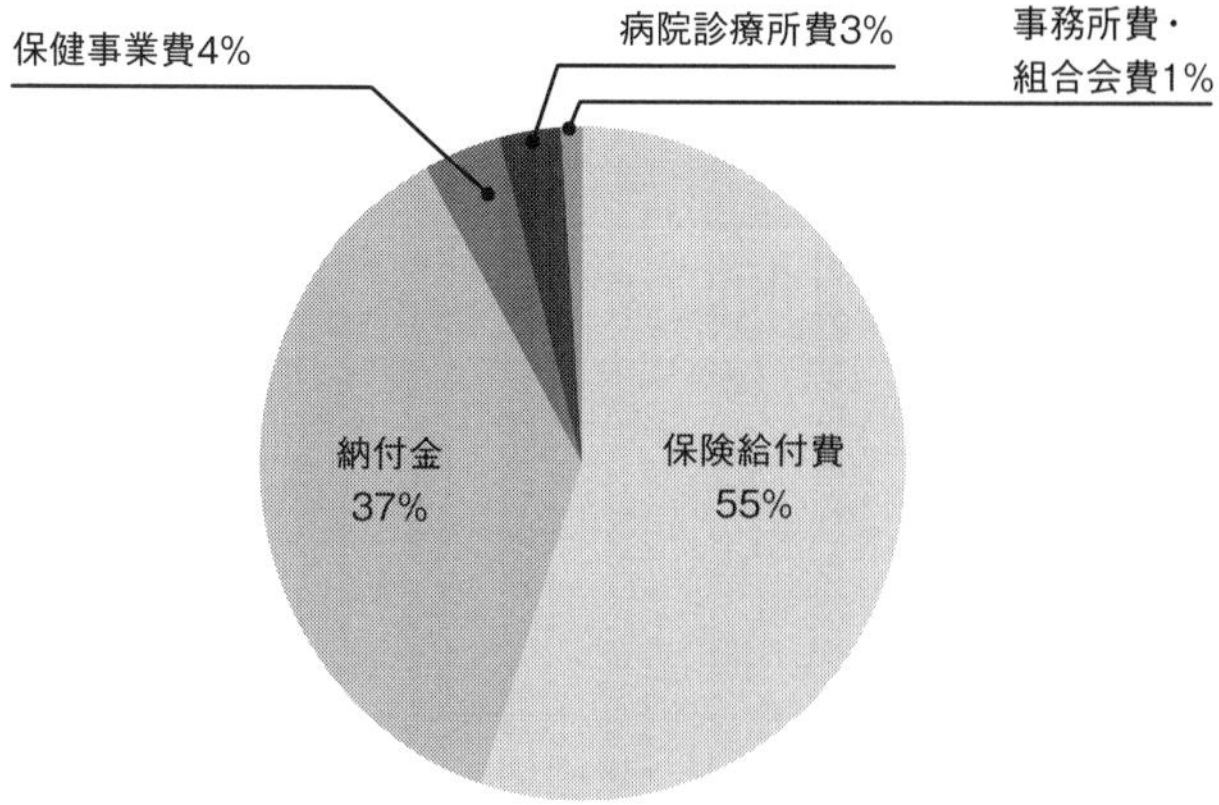

のうちの2・5%が健診費用で、純粋な疾病予防事業費は0・3%しか取っていませんでした。健診は年中行事化し、「健診をして、健診をして、そして病気になる」人が少なくありません。

生活習慣病とその関連疾患は、毎年の健診・問診データから未来予測することが可能です。医療保険者は自らの健康保険組合の属性を見定め、放置をしておいたら誰が重症化してしまうのか？　その方には、誰から、どのように伝えれば効果的なのか？　を考える時代に入ったのではないでしょうか。

効果的で効率的な保健事業を考え、行うスキルを持った人が健保組合にいない

私は約20年間、健康保険組合と「国民健康保険」を運営している市町村の健康推進課を訪問し、健康診断やレセプト（診療報酬明細書）のデータ解析を行ったり、保健事業のコンサルティングを行ってきました。

そこで私が驚いたのは、「医療保険者（以下健保組合と称す）」と一括りにできないさまざまなレベルの健保組合があるという事実でした。このレベルの差は健保組合の責任者である理事長や常務理事の考え方・やる気・責任感の差であり、具体的に保健事業を進める産業医療スタッフの考え方とスキルの差でもありました。

このように健保組合といっても、構成するスタッフのレベルの差が大きいので、厚労省から下りてきた施策も、その実施率や達成度は健保組合によって本当にさまざまです。

なぜこのようなことが起きるのかを考えてみると、一番大きな要因は、健保組合の中では、一般企業に見られるようなスタッフ間での競争の原理が働かず、厳しい評価制度もないところが多く、頑張っても頑張らなくても昇級昇格にはあまり反映されないという体質だからではないかと思います。

また、決定権を有する理事長は企業の役員を兼務しているケースが少なくなく、健保組合によっては常務理事まで人事・総務部の部・課長を兼務しているところさえありました。また、定年2～3年前に最後の役職として企業から来る常務理事も少なくありません。2～3年など、「健保とは何ぞや」と勉強し、様子を見ている間に過ぎてしまいます。したがって、新しい施策を実施しても責任が取れないと、新たな効果的施策を行わない常務理事も少なくありません。

私は、多くの健保組合を見せていただき、このようなことが健保組合の中では長らく行われていたのではないかと推測しています。

平成25年、国は超高齢社会の到来を見越し、「日本再興戦略」（平成25年6月14日閣議決定）において、健保組合にデータヘルス計画（健診やレセプト等のデータの分析、それに基づく加入者の健康保持増進のための事業計画）の実行を求めました。

しかし、多くの健保組合では複数年の膨大なレセプトや健診データを解析し、そこから、統計学的に「何が問題か？」「誰が問題か？」「どのような手を打てば改善が見込めるか？」といったことはほとんどやっていませんでした。したがって、できる人がいないのです。

特に保健事業は有資格者ということで、保健師や看護師を採用し、その人を中心に行ってきたのですが、産業医療スタッフでエクセルや統計処理が使いこなせる人は極めて稀で、ほとんどが業者に丸投げ状態なのではないかと思います。ですから解析されたデータの解釈も正しく行われているとは言えず、報告書としてはそれなりのものを国に上げてはいますが、実態は国が期待している「データに基づいた課題の明確化と、それを効果的・効率的に是正するための施策の実施と改善（ＰＤＣＡを回す）」が実質的に行われているかと言えば、「なかなか厳しい現状にある」と言わざるを得ません。

新型コロナウイルスの感染拡大予測と行動制限やワクチン接種が功を奏した場合の抑制予測、飲食店の客席数や営業時間と感染リスクと売上との関係図をテレビでよく見かけます。これは主に経済学やコンピュータサイエンスの知見を基に制度設計し、最適解を見つけるという「マーケットデザイン」という学問が大きく貢献しています。中でも、もともと数学の理論だった「マッチング理論」は、限られた資源をどのような条件で誰に渡せば、不満なく、効率よく分配できるかを示すことができるそうです。しかし、そのような考え方とスキルを持った方は保健所にも健保組合にも稀にしかいません。

医療はもともと確率の世界にあるのですから、多くの人を対象にする公衆衛生や産業衛生は、有資格者だけでなく、このような「マッチング理論」の考え方とスキルを持った方を入れて、限られた資源を最適に分配するためのデザイン（制度設計）をしてもらうのがよいのではないでしょうか。

法人としての健全経営やスピード、責任の所在が問われる健保組合を再考する

２０１８年（新型コロナウイルス発生前）の「全国新設法人動向」調査（東京商工リサーチ）によれば、この年、全国で新しく設立された法人は前年より2・7％減って12万８６１０社だそうです。その多くは潤沢な資本金やしっかりした後ろ盾を持たない法人がほとんどです。

私の会社も、２００1年に資本金1０００万円で、私一人のベンチャー企業としてスタートしました。一般にベンチャーの成功（上場するかM＆Aされる）確率は0・1％と言われています。すなわち、1０００社に1社しか残らないということです。ちなみに20年後まで残っている法人は0・3％だそうです。それほど法人を維持・拡大していくことは難しく、経営トップはその責任を問われるのが、社会通念ではないでしょうか。

私は研究畑出身で、経営も営業も素人でしたので、経営コンサルタントにさまざまなことを教えていただきながらやってきましたが、起業から11か月間はほとんど仕事がなく、資本金も100万円を切る綱渡りのようなスタートでした。

そんな時、コンサルタントから、「ベンチャーが持っているのは新しいアイディアと時間だけです。しかし、そのアイディアも時間と共に陳腐化し、少し後からなら大手企業は同じ戦略で同質化を図り、アッという間に鈴木さんのアイディアの価値はなくなります。ですから、ベンチャーにとってスピードが全てなのです」と言われたのを忘れることができません。

「資本金が100万円を切ったらゲームオーバー」と言われて始めた起業でしたが、何としてももう少し続けたいとの思いで、机の前に貼った松下幸之助氏の「人は必ず成功する。なぜなら、成功する人は成功するまで諦めないからだ」を何度も読んでは、折れそうな心に言い聞かせていたことを思い出します。

ですから、2006年にある総合健保組合で、課長が朝からペーパーナイフで加入者からの封書を一つひとつ開封し、それを午前中続けていたのには本当に驚きました。受注が取れずに時間がどんどん消えていく恐怖から、私は元銀行の支店長代理をしていた弊社の副社長に2か月でやめてもらわざるを得なかったことを経験していたからです。この課長は、福利厚生費を含めた年俸から時給を割り出した時、封筒から書類を取り出すのにいくらでやっているかを全く感じていないと思いました。

健保組合の運営費は被保険者と事業主が折半で出す保険料から賄われます。しかし、被保険者は給与天引きなので、保険料を自分が払っているという感覚は家賃の支払いほどにも感じていないでしょう。一方、事業主も保険料は福利厚生の一環として必要経費として始めからプールするので、数億円の赤字が出ても、原因究明や責任の所在を問うことはしません。しかし、これが社内の事業部の話だったらどうでしょう？

現在の健保組合の経営が悪化してきたのは、65歳以上の前期高齢者、75歳以上の後期高齢者が増え、その医療費の負担を国保だけで負いきれないので、それまでその人たちが働いて貢献してきた企業の健保組合からもある程度拠出してもらおうということで、健保組合の予算の4～5割を占める「前期高齢者納付金」「後期高齢者支援金」を取り始めたことによります。これにより、健保組合の貯金ともいえる「別途積立金」が底をつき、保険料率を上げざるを得ない状況が続いています。

健保組合の財政が急に厳しくなってきたのはこのような理由によるのですが、一方では、バブルの頃に福利厚生の手厚いイメージを出すために盛んに導入された高額な「人間ドック」をいまだに行っていたり、費用対効果比を顧みることなしに毎年行う、体育奨励や各種セミナー、そして、受けさせることが目的となっている「健康診断」を年中行事化しているように私には思えてなりません。本人に言うだけで健診後の事後措置の行動を徹底していないので、「健診をして、健診をして、病気になる」人が後を絶ちません。

なぜ、このような実態が続いているのか、健保組合を取り巻くステークホルダーは真剣に考えないといけない時期に来ているのではないかと思うのは、私だけなのでしょうか？

スピードと実効性が求められるこれからの健保組合

今から50年前、「日本成人病学会」が発足しました。理由は成人病の増加が問題になったからです。政府は1988年から「ゴールドプラン」→「ニューゴールドプラン」→「ゴールドプラン21」と継続して生活習慣病の予防を推進してきましたが、生活習慣病の増加を止めることはできませんでした。30年以上取り組んできたにもかかわらず、です。予防が可能で、誰もが望まない生活習慣病に、なぜこれほど多くの人がかかるのか不思議なくらいです。

私が起業してすぐの頃、東京のある区の区長と保健所長（医師しかなれない）と3人で話をしたことがあります。その時、保健所長が「私たちは予防医療を学んできませんでした」と発言しました。この発言から私は「予防医療は医学で扱うべきという考え」に囚われないほうがよいかもしれないと思うようになりました。

メイヨークリニックが「エグゼクティブ・ヘルスケア」という健診を主体とした予防治療をブランドとしているのとは大違いです。これは、日本の医学界は専門医志向が強く、米国に比べ、総合診療医や疫学研究を軽んじてきた結果ではないかと私は考えます（少なくとも論文数重視の教授選において疫学は不利です）。

にもかかわらず、予防医療・予防医学と名が付くがゆえに、保健事業の企画・立案には医師や医療看護職が名を連ねるのです。企画・立案は大いに結構ですが、それが現場で通用するかどうかを、実際に現場に立って、その結果を見届けると共に、責任も取っていただきたいと思います。

健保組合も同じです。健保組合の主たる業務は「保険給付」と「保健事業」の二つです。医療は本来高額なサービスであり、病気になりたいと思ってなる人など誰もいません。突然の出費に対して組合員同士の相互扶助によりお互いに支え合うのは当然の形だと思います。しかし、それは健保組合の仕事の半分に過ぎません。突然起こる病気は火事に似ていると前に書きましたが、消火も治療（予防）も早期に対応することが最も重要です。理由は出火も病気もある時間を過ぎると、抑えきれないからです。新型コロナウイルスの重症化が問題になっていますが、死に至るほどの状態の悪化をもたらすのは「サイトカイン・ストーム」と呼ばれる免疫反応の暴走です。これは一種の炎症ですが、炎症は英語でインフラメーション（inflammation）と書きますが、この中にflam（炎）が入っており、まさに体の中の火事なのです。火事も炎症も「燃えれば燃えるほど、さらに燃えやすくなる」という性質がありますので、初期対応が費用の面からも効果の面からも大事なのです。

そのためには、監視カメラや火災報知器によって早期に火事を発見するのと同じように、体の火事は健診によってボヤのレベルで発見することです。そして、火事を発見したら、最初に行う行為、大声で「火事だ！」と周囲に知らせるのと同じく、本人と予防すべき立場にある方々に「病気だ！」と伝えることです（実際には気づかない・認知されていないことが非常に多い）。そして、最も重要な「消火行動を取る」のと同じく、「重症化抑制行動を取る」ことが何よりも大切です。

しかし、企業や健保組合では、火事を見つけても小さな声で「火事」と言うだけで、自分が消す、あるいは相手に消させるという最後の詰めをしない（事後措置を徹底してやらない）ところが少なくありません。私の会社では15年前から、複数年の健診・問診・レセプトデータからその方の生活習慣病関連疾患の重症化を予測し、『カラダつうしんぼ』という可視化したその方の健康状態の推移や全体の中での位置が一目でわかる個別メッセージを送っています。

そして、その『カラダつうしんぼ』を持って病院を訪れ、まだ治療をしていない方が今後どのようにすればよいのかを医師に尋ね、治療をしている方は主治医にも見てもらって、今後の治療方針を相談していただいています。そして医師との面談後は、どう対処することにしたのかを報告いただいて、その方が健康行動を取った確認までしています。言っても行動しなければ、それは言っていないのと同じだからです。

消火は消化器を使い切る15～40秒、心停止は5分以内のＡＥＤが勝負であることをお忘れなく。

データに基づいて未来を予測するデータサイエンティスト育成のすすめ

コロナ禍の中、ＡＧＣ（旧社名：旭硝子株式会社）は独自の育成プログラムを作成し、２０２２年までに実践経験を積んだハイレベルな「データサイエンティスト」を50人以上育成する計画を発表しました。データサイエンティストとは、さまざまな意思決定の局面において、データに基づいて合理的な判断が行えるように意思決定者をサポートする職務、またはそれを行う人のことを言います。

平成25年から開始された国のデータヘルス計画も、本来なら、健保組合の中にレセプトや健診データから、放置しておくと重症化する可能性の高い人や、どの集団にアプローチすれば最も費用対効果の高い保健事業が可能となるかを予測するデータサイエンティストがいるのが理想です。

そしてその人が解析結果に基づいて、決定権者である常務理事が間違いのない判断が可能となるよう進言するのが望ましいと考えます。しかし、多くの健保組合や市町村は、医療と名の付く予防医療は産業看護職が適任であると思い込み、その中心となる保健事業の責任者には有資格者である看護師・保健師をあてているところが少なくありません。

ところが、実際に行うことは膨大なデータに基づく問題の抽出と、最も費用対効果の高い保健事業の立案・実施です。したがって本来の適任者は、①データ処理が行えるレベルのエクセルスキルを有していること②最低限の統計の考え方ができること③最低限の経営、またはマーケティング理論がわかり、決定権者に代わって保健事業の最適解が提示できること④実施に当たっては組織や相手の事情を慮《おもんぱか》れる心理学的素養を持ち合わせていることが求められると考えます。

実際にこれらを全て満たすスーパーマンやスーパーウーマンがいるとは思いませんので、高望みはしませんが、はっきり言えることは、有資格者がその健保組合における最適解としての保健事業を呈示できるわけではなく、たまたま、提示できる看護師や保健師もいるというだけであることを、採用の際に常務理事や事務長は心すべきだと考えます。

私が尊敬するS健保のS常務理事は、健診・レセプトデータから予防可能な重症化リスクを抽出し、それを外部プログラマーに依頼して独自のリスク分析プログラムを作成してしまいました。常務理事が健保組合に来られる前には事務長と保健師が2名いたようですが、考え方の違いから3名は職を辞し、代わって事業主から2名の女子事務員をスカウトし、このシステムを動かしています。

本当に素晴らしいシステムで、2名の事務スタッフも常務理事の考えを理解し、自分たちは何をしなければならないのか自ら考え、本当にかゆいところに手が届く保健事業を極めて効率的に行っています。

最終的には、「受診勧奨」（病院受診を勧める）の際に病院に持参する紹介状の作成や「就業制限」（今の状態のまま、これまでの仕事の仕方をしてはいけない：禁止条項）の指示等、医師しかできないこともあるので、月に2回、2時間ずつ医師に来てもらい、事前に抽出しておいた案件に関し判断を求め、紹介状の作成や対象者への電話面談を分単位で行い、帰っていかれるそうです。「診断・判断」は、原則、医師以外してはいけないと医師法に定められているからです。

医療は最も高額なサービス業であり、ある意味特殊な能力を持つ医師の時給は最も高額であることを知っているがゆえに、無駄のない医師の使い方をしているので感服します。

日本ではあまりお目にかからないのですが、米国では基礎医学は理学部や農学部出身の人が行うことが少なくないので、早朝からデータを前に基礎（医師ではない）と臨床（医師）の専門家が熱く語っているのは珍しい光景ではありません。

医学は「サイエンス＆アート」と呼ばれますが、サイエンスの部分はＡＩにとって代わられる時代がそこまで来ています。たとえば、アルゴリズムでできている問診などは例外的なものを除き、医師を必要としないかもしれません。サイエンスでは説明できない部分は、医師の感性に委ねる以外にありませんが。

「互助」を再考する

皆さんの給与明細の健康保険料の欄にはいくらの金額が書いてあるでしょうか？健康保険料は給与天引きのところがほとんどなので、もともと「自分の給料」という感覚がない人も少なくないと思います。私もそうでした。これが、いったん満額の給料をもらって、その場で現金で会社に支払うとなると、年収が600万円の人であればその10％のさらに半分（半分は会社が払う）の2万5000円を毎月会社側に払うことになるのです。こうなると「毎月2万5000円あったら……」と思うのではないでしょうか。

日本の国民皆保険制度は1961年に一律負担制が完成し、今に至っています。当時から加入者の自己負担率には差があり、世相を反映して自己負担率も変動してきました。企業に勤めるサラリーマンの被保険者（保険料を納める人）の自己負担率は1

984年に1割だったものが、1997年には2割となり2003年からは現在の3割となったのも、少子高齢化という時代の反映であることは間違いありません。

若い労働者がたくさんいて、多くの若者で限られた高齢者を支えているうちはよかったのですが、時代が変わり、若い多くの労働者が働かない多くの高齢者に代わった今、非正規雇用も少なくない若者に向かって「お互い様だから」とは言えない時代になったと感じます。もう、支え合う形を根本から考え直さないといけない時代になったのかもしれません。

菅総理大臣が「自助・共助・公助」という言葉を使ったことから、最近、この言葉をよく目にします。社会福祉の分野では「自助・互助・共助・公助」と四つに分けるのが一般的ですが、大家族制の崩壊や地域コミュニティの崩壊により「互助」という概念が消えかかっていることを私は心配します。理由は自助では満足のいく生活が送れない人々に対し、「共助・公助」といった行政レベルの支援では見逃してしまう方々が少なくないと感じるからです。では、どうすればよいのでしょう？

私は、健康管理も生活支援も地域活性化も、見える範囲にいる人たちが支えの手を出さない限り、機会を逸し、救える人を放置することになるのではないかと考えます。これを言葉にするなら、志や血縁や場所等が近しい人たちでつくる「形を変えた大家族制の復活」であり、「地域コミュニティの再生」と言えるかもしれません。

「他人のお世話をするほど余裕はないよ」「他人との関わりは煩わしいので必要最小限」という言葉が返ってきそうですね。

自分を高め豊かにする言葉を、私は仕事以外で二つ学びました。一つはアチーブメントの青木仁志氏から学んだ「知には『知る・わかる・行う・できる・分かち合う』という五つのレベルがあり、成果につながるのは最後の二つ」ということです。そして、もう一つは日蓮が門下への手紙に書き残した「人のために火をともせば・我がまえあきらかなるがごとし」です。

他人のためにもなるが、経験値として自分や自分の大切な人のためにもなる「互助」は、それ以上に、その場の事情を一番よく知る人がすぐに支援の手を差し伸べら

その年の就労者数に対する高齢者数の割合

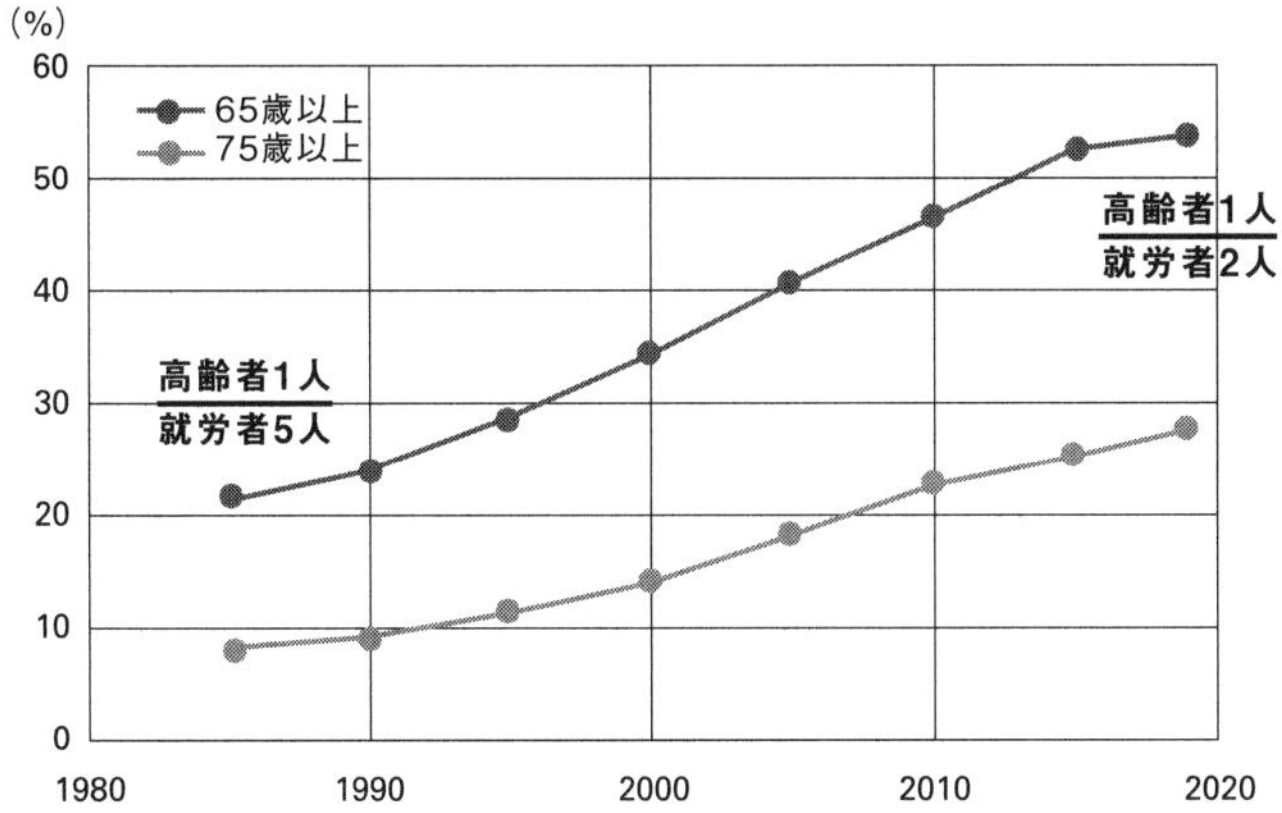

れるというスピードと実効性の点で優れていると、私は高く評価します。

心停止も数分以内であれば蘇生の可能性がありますが、５分を超えると脳に障害が残る可能性が高くなり、８分を超えると死亡する可能性が高まります。心停止の場に遭遇したら、すぐにＡＥＤを探し、迷わず使用してください。

相手が女性だとＡＥＤのプローブを皮膚に装着するのがためらわれるという人がいますが、時間との勝負ですので、あなたの奥さんや娘さんにするのと同じように、躊躇なく行うべきです。

情報化社会における新しい医療サービスの在り方

インターネットやコンピューターの普及により、医療は大きく変わります。どこが、どんな風に変わるのかを考えてみましょう。「サイエンス&アート」とも称される医療は、規則性のある現象と例外を併せ持つ複合体ということができます。インターネットやコンピューターは規則性の塊みたいなものなので、医療の規則性の部分にはとてつもない力を発揮することが考えられます。この点に関し、ある医師は「AIとインターネットによって私たちの仕事がなくなる」とさえ言うほどです。

医療は覚えることがたくさんあって、勉強しないと医師にはなれず、医師でなければできないことがたくさんあったので、医師は憧れの職業の一つでした。しかし、そんな医療業界に変化が起こっています。

私の会社ではインターンシップを採用し、海外を含め、多くの大学からインターン生を受け入れてきました。その中に、東大医学部の6年生のS君もいました。彼の家は江戸時代から代々藩医の家系で、祖父、両親とも医者で、彼の弟も東京医科歯科大の医学生というサラブレッドのような学生でした。

しかし、彼はその後の研修医時代に「治らない患者の治療（86歳の男性、黄疸が出ている肝硬変の末期、あることから膵がんが見つかり家族に相談するとがん保険を使っての手術を強く希望、実施）をもせざるを得ない医療現場」の実態に幻滅し、研修医終了後、英国のベンチャー企業に就職しました。

医療の規則性（=法則性）の部分は、膨大な研究によって明らかにされ、それが薬や医療機器の開発につながり、新しい術式に応用されていきます。膨大な情報は覚えきれないくらいあるので、頭のいい人しか医者になれなかったのですが、高速演算を得意とし、膨大な情報を正確に記録できるメモリを搭載するコンピューターは、この点で極めて優れた医師かもしれません。

加えて、患者の症状や検査データが入ったカルテ（診療録）から病名を推察する行為は、データからアルゴリズムによって病名を絞り込んでいく作業なので、これもコンピューターが得意とする分野です。手術においてさえ、微妙な操作を得意とするダ・ヴィンチと呼ばれる機械や、肉眼では見えない微小血管や神経を確実に見極めるマイクロスコープや立体化して映し出す3DCT等、これまた、ブラックジャック顔負けの神技を繰り出すコンピューターと一体化したマシーンも登場してきました。

こうしてみると、医師として生きる道は「アート」の部分しか残らないのかもしれないとさえ思います。

医師の行う「手当て」は実際に患者に手を当てることが由来だそうです。私も大きな病気を2回しましたが、医師から見つめられながら「最善を尽くしますので頑張りましょうね」と言われた時、仏教用語の「抜苦与楽」という言葉を思い出すと共に、心から安心したことを覚えています。

映画にもなった『パッチ・アダムス』は、ユーモアが治療には一番効き目があると信じる医師が、自分のキャリアのリスクを考えずに、とにかく患者を笑わせようと努力する、実話に基づいたストーリーです。

私たちの感情や心の状態が、代謝や免疫系に影響を与えることが知られています。１４０ページで紹介した筑波大学の村上和雄名誉教授は吉本興業と組んで、「笑いが血糖値を下げる現象」が、遺伝子のスイッチのオン・オフによることを証明しようとしています。

「死生学」が専門だった上智大学のアルフォンス・デーケン名誉教授は『ユーモアは老いと死の妙薬』（講談社）の中で、「ドイツのユーモアの定義は『にもかかわらず』笑うということである」と言っているのも、笑いの重要性を伝える、深い言葉だと、私は共感します。

おわりに

わかりやすい「健康ハウツー本」と異なり、物理学から宗教・哲学の話まで広がる本書を最後までお読みくださり、ありがとうございました。

本書のテーマは間違いなく「健康とは何か」なのですが、健康の実態に迫ろうとすると、物理学も宗教も哲学も避けて通ることはできないと気づきました。

インドの寓話「群盲象を評す」には、6人の盲人が、ゾウに触れ「それは何か？」と王に問われ、足を触った盲人は「柱のようです」と答え、尾を触った盲人は「綱」、鼻は「木の枝」、耳は「扇」、腹は「壁」、牙は「パイプのようだ」と答えるくだりがあります。いずれも事実ですが、ゾウの実態とは程遠い表現です。

この仕事を始めて、多くの方々のお話を伺いました。明確なのは「病気になりたい人など一人もいない」ということと「このままの生活を続けると重症化のリスクが高まり、入院や場合によっては寝たきりの生活になる可能性が高いと伝えても、それまでの生活習慣を変えない人が本当に多い」ということでした。そのさまは、レミングが食料を求めて崖や海もお構いなしに突き進む「死の行進」を連想させます。

このようなことが起こるのは、健康は日々の健康行動の結果であり、健康行動はその人の健康に対する認知や思考によって決定されるのですが、これまでの予防医療はこの大元の「認知や思考」に光を当てることなしに「年中行事化した健診」を行うことが目的になってしまったからではないかと思うのです。

その証拠に、健診後の事後措置を徹底して行っている健保組合は数えるほどしかなく、「健診をして、健診をして重症化する」を繰り返しています。ここまでくると、健診は「早期発見・早期治療に誘導するための手段」ではなく、「法的義務として受けさせなければならない目的」と化しているのではないかとさえ感じます。

人が限られた人生をどのように生きるのかは本人に与えられた権利なので、「健康で長生きをする」だけが人生の目的ではないでしょう。実際私も若い時は、成功を得んがために、部下に「死ぬほど仕事をして、成功しなかった人も、死んだ人も私は見たことがない」と活を入れていた猛烈サラリーマンでした。その結果、ストレスによる過労性の肺炎で2か月も会社を休み、体も人間関係もボロボロになったこともありました。そして、「人生はバランス」であることを学びました。

「何のために仕事をするのか?」「その考え方や仕事のやり方で本当に本来の目的は達成されるのか?」と、自分の人生という原点に立ち返って考えた時、「健康は全てではない。しかし、健康を失うと全てを失う」という西洋の諺の意味が腑に落ちました。

WHOの健康の定義である「肉体的・精神的・社会的に良い状態にある」かどうかを判断するには、健診の値だけではなく、平成26年から実施が義務化されたストレスチェックの結果やワークライフバランスも併せて見る必要があります。しかし、ストレスチェックはほとんどの企業が「活用」までは至っていません。

本書を機に、「自分はどんな生き方がしたいのか」「そのための健康状態は今のままで大丈夫なのか」を再考していただけたなら、これほど嬉しいことはありません。これまで会った多くの方はこのことに気づかず、選択できる時に選択しなかったがゆえに、悔いを残すその後の人生を送っています。

健康に関するさまざまな情報から自身の肉体的・精神的・社会的状態を総合的に判断し、これからは、どのような選択をするのかをパワフルに、主体的に行っていくのなら、悔いのない人生を送ることができるのではないでしょうか。

読者の皆様と、この本の制作に関わってくださった多くの方々の健康を願ってペンを擱きます。

鈴木誠二

100万人《まんにん》のデータ分析《ぶんせき》でわかった!
病気《びょうき》になる人《ひと》、ならない人《ひと》

2021年9月15日　初版第1刷

著　者――――――――――鈴木誠二《すずきせいじ》
監修者――――――――――沢《さわ》　丞《たすく》
発行者――――――――――松島一樹
発行所――――――――――現代書林
〒162-0053　東京都新宿区原町3-61　桂ビル
TEL／代表　03(3205)8384
振替00140-7-42905
http://www.gendaishorin.co.jp/

ブックデザイン＋DTP―――――吉崎広明（ベルソグラフィック）
図版・本文イラスト―――――にしだきょうこ（ベルソグラフィック）
アイコンイラスト―――――Aha-Soft/shutterstock
カバーイラスト―――――くにともゆかり

印刷・製本　㈱シナノパブリッシングプレス
乱丁・落丁本はお取り替え致します。
定価はカバーに表示してあります。

ISBN978-4-7745-1906-7 C0047